U0397211

家在何处

家庭系统排列入门

[德] 波图·乌沙莫（Bertold Ulsamer） 著
郑立峰 译

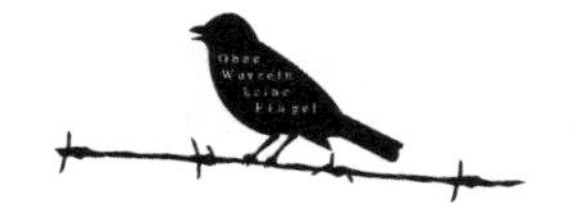

北京联合出版公司
Beijing United Publishing Co.,Ltd.

只 为 优 质 阅 读

好
读

Goodreads

海灵格的恭贺信

尊敬的波图：

您的书是家庭系统排列出版最早、解释最详细的入门书之一。这本书叙述清晰，附加了很多具体案例，描述了问题的关键背景。同时，最重要的是，它指出了解决问题的持久办法。

这也就是为什么这本书在很多国家，以不同语言出版后，都有很好的影响。我非常高兴此书能以中文出版。我相信，也确信本书在中文世界也会是读者们很好的阅读伴侣。

您的朋友

伯特·海灵格

译者序

家庭系统排列是过去十几年在欧洲发展得最快的心理治疗方法。创始人伯特·海灵格（Bert Hellinger）先生，自2002年至2004年在中国大陆及港台地区曾经主持过数场示范工作坊，引发了一阵家庭系统排列的热潮。很多人开始了解或学习系统排列，这其中包括心理专业人士、培训导师、管理咨询师以及很多普通公众。

参加过系统排列工作坊的人，很多会被个案现场效果所震撼，同时也可能对这门学问产生很多疑问，甚至误解。现在香港及内地介绍家庭系统排列的著作只有两本：《谁在我家》和《爱的序位》[1]。《谁在我家》偏重于理论，《爱的序位》主要是个案辑录。香港有另外一本书：《一切如是》，是海灵格的访谈录。老实说，几本书都不容易理解。原因是海灵格的家庭系统排列不是单一的学问，它至少综合了以下四方面的内容：

1. 现今世界上流行的大部分心理治疗方法——包括精神分析（Psychoanalysis）、原始情感治疗（Primal Therapy）、交互分

① 本书中文版首次出版于2009年。——编者注

析（Transaction Analysis）、萨提亚家庭治疗（Satir Family Reconstruction）、身心语言程序学（Neuro-Linguistic Programming）、艾瑞克森催眠治疗（Ericksonian Hypnotherapy）、拥抱治疗（Holding Therapy）、激将治疗（Provocative Therapy）、身体治疗（Physical Therapy）、创伤治疗（Trauma Therapy）等。

2. 海灵格本来是神父，有深厚的神学背景，也熟悉哲学中的现象学。事实上，家庭系统排列的其中一个起源，是针对西方人所说的"良知"（Conscience）概念的深度反省而来的。

3. 通过处理真实个案，从实践中总结出来的经验和法则。也就是说，没有在现场观察或参与过系统排列个案的话，很难理解系统排列中的信息真正意味着什么。

4. 家庭系统排列的现象跟一些新的科学理论有密切的关系，例如生物形态场理论（Morphic Field）、量子纠缠（Quantum Entanglement）现象、镜像神经元（Mirror Neurons）、表观遗传学（Epi-genetics）、心理宗谱学（Psycho-Genealogy）等。

另外，系统排列的处理对象是人的潜意识和集体无意识，与我们日常所理解的东西大不一样。同时，系统排列应用范围和层面非常广泛，可涉及两性关系、亲子关系、组织系统、民族或国家之间的关系、文化和传统的影响，以及自己的心灵成长、情绪感受模式、行为态度，甚至身体健康，等等。随便一项，都够让我们花不少时间深入学习和消化的。再加上海灵格使用的语言非常古老，欧洲有些评论说这些语言和概念已经是古董了，所以的确令人难以理解。

翻译本书的目的

我从2000年就开始接触系统排列，花了五年时间消化《谁在我家》的英文版（*Love's Hidden Symmetry*），阅读了很多相关的背景资料学习相关的知识，连续五年每年前往德国一次，接受包括海灵格在内的超过10位以上系统排列中的顶尖导师逾600个小时的训练，在香港主办系统排列工作坊，引进包括海灵格在内的大师工作坊，担任现场翻译，与他们交流。

近年来，在中国大陆及港台地区，我自己也作为系统排列导师主持过不少系统排列工作坊，仅2007年就处理了超过500个案例。通过这样的系统学习和实践，我相信自己已经逐渐掌握到系统排列的原义和精髓。

乌沙莫博士（Dr. Bertold Ulsamer）的这本著作在德国热销15万余册，被认为是家庭系统排列的最佳入门书，特点是浅显易懂。其对系统排列的原理、应用和背景都有清晰的阐述，特别适合初学者。更难得的是，在中文版中，作者根据自己在中国的经验，就中国的家庭系统专门写了一章，使中文读者读来更加有亲切感。

所以，我把这本书翻译成中文，希望推动家庭系统排列的普及，去除它的神秘色彩，使大众了解系统排列的本来面目和内在精神。

家庭系统排列简介

海灵格有一个很深的洞见："爱跟秩序的冲突是所有悲剧的开始和终结。"这句话总结了家庭系统排列的核心，就是"爱"的研究。

在研究家庭超过五十年后，海灵格发现，发生在人身上的种种问题，例如焦虑、抑郁、愤怒、罪疚感、孤独感、酗酒、吸毒、病态赌博、犯罪、自杀、青少年问题行为、伴侣关系紧张、亲子关系不和，甚至身体疾病等的背后，其中一个重要的原因，是我们很多人"潜意识地"承接了家庭中上一代或前几代的"问题模式"、遭遇或命运，在现在的生活中表现出来，用共同受苦、共同负罪的方式，暗地里表达对家庭的忠诚。这些是爱的表现，同时也是"盲目的爱"。盲目的爱，或称"隐藏的忠诚"，令我们不断复制家族中先人的问题模式，被过去所"纠缠"，令自己无法把握当下，快乐地生活。

家庭系统排列的工作重点，是将这些问题背后"盲目的爱"呈现出来，然后打破这些潜意识中自动化的"纠缠"模式，转化成"觉悟的爱"，建设性地创造属于自己的生命。

通过观察，海灵格还发现了家庭中的一些自然法则，不管我们意识上是否知道，这些法则仍然客观地影响我们，他称之为"爱的秩序"。"爱的秩序"有三大动力：整体性（联结）、平衡、次序。对于这些概念，本书内会有详解，在此不赘述。

“盲目的爱”与“爱的秩序”相冲突，破坏了“爱的秩序”，造成家庭系统的问题，通称为“纠缠”，表现为种种个人及社会问题，会影响好几代人。

顺应“爱的秩序”，就是“觉悟的爱”，可以化解过去的影响，使我们得到生命的力量，改善人际关系，重拾内心的平静。

中国文化中最能与“爱的秩序”相对应的是伦理秩序，当然，不是那种僵化的、窒息人性的“吃人的礼教”，而是发自心灵的自然秩序。用另一种方式说，家庭系统排列是在研究伦理关系对心灵及心理活动、行为表现的影响，还有伦理秩序被破坏后的社会后果，同时，可能更重要的是如何改变。

海灵格第一次来中国时，曾经提到他在飞机上读《论语》时，发现很有共鸣——他自己说过的话，孔子在两千年前已经说过。但是，他发现了一种方法，让这些秩序能活生生地呈现在我们的眼前，这就是系统排列的方法。本书对这种方法进行了详细的描述。

在这里，为了方便读者记忆系统排列的重点，我用几句口诀来概括海灵格的学问：

一个深层洞见：人的问题和解决方法都是源于“爱”。

两种表达方式：盲目和觉悟；盲目成纠缠，觉悟能化解。

三个爱的秩序：整体、平衡、次序；顺之则昌，逆之则亡。

家庭系统排列只是一种方法，海灵格通过它发现的这些洞见，却有恒久的价值和意义。读者并不一定有机会或意愿去体验家庭系统排列工作坊，但是如果能深入了解和体会这三句口诀的内涵，知道在不同情况下的变化，例如，夫妻和亲子之间的爱的秩序是不一样的，我相信对您的人生就已经有很大的帮助。

如何阅读本书

第一章到第三章简述了家庭系统排列的方法、两性及亲子关系的各种重要模式，这些都是家庭系统排列的基础，适合所有人阅读。想为自己的问题寻找答案的读者，会从中受到很大启发。

第四章是作者在中国的经验总结，对中国的家庭问题提出了自己新颖的见解，很有参考价值。同时请注意，作者对于中国近代的历史事实如何影响家庭了解得并不全面，作为西方人这是难免的。例如，作者提到发现在中国一般只有女儿跟妈妈的关系不好，他认为这可能源于传统思想的影响，且同样的现象不会发生在儿子和妈妈之间。我自己的经验并不是这样，请读者运用自己的经验和判断去核实。

第五章讲解了系统排列的运作原理，系统排列能做些什么、不能做些什么，同时介绍了很多相关的科学研究和理论。

第六章是为准备成为家庭系统排列导师的人士而写的，里面介绍了很多实用的治疗技巧和原则。

第七章介绍了系统排列各种可能性的用途，例如学校、监狱、教改所、国家及民族冲突和解等。

第八章是介绍系统排列的背景和争论。

第九章列举了一连串的问题，您可以用来调查自己的家庭背景，看看是否有潜在的家庭系统问题。

最后，请读者注意几件重要的事情。第一，家庭系统排列是以系统的动力能否影响到个人来定义“家庭系统”这一概念的，包括有血缘关系的亲人和其他重要的没有血缘关系的人，跟我们通常的理解不一样。第二，区分了原生家庭和现有家庭。原生家庭是一个人出生的家庭，属于旧系统；现有家庭是和配偶建立的家庭，属于新系统。第三，家庭系统排列不是主张“系统决定论”，即一个人的父母亲或其他先人的命运或遭遇怎么样，那么他也一定会因此而怎么样。系统问题会复制，也会影响后来的人，这是肯定的。但改变的责任在于谁？就是您自己！同时不是改变过去，而是改变未来。

郑立峰

香港系统排列培训中心

2007 年写于香港

目录

Contents

第一章

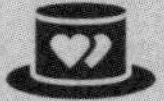

家庭系统排列的基本要素

家庭系统排列，是把家庭里隐藏的紧张情绪、冲突和重要的关系影响呈现出来。系统排列导师针对这些动力顺势而为，常常能为当事人找到解决方法。在形式、过程、效果各方面，家庭系统排列都有令人出乎意料的表现。

本章介绍家庭系统排列最基本、最重要的几个方面，以后的章节中会详细讲解家庭系统排列，希望对于这方面没有任何认识的人士，都可以把握要点。

把家庭“排列”出来，不是一个新技巧，但伯特·海灵格把这种治疗方法发展到了一个新境界。他的方法是把家庭成员排列出来，利用陌生人做家人的代表，令其站立在一定的空间内，通过代表呈现家庭成员之间关系的景象（代表的相对位置、面向、距离等可称为心理空间，反映了家庭成员之间的真实关系。比如说：夫妻并肩站立，反映两人的关系比较好。如果两人背对背站立，我们可以推测，两人的关系并不理想），使隐藏的关系变得明显清晰。凭借丰富的经验，治疗师可以洞悉跨越几代人的家庭关系，以及以前未知的联系。家庭系统排列可以说是一本活生生的家庭族谱。

家庭系统排列实际运用概述

家庭系统排列最好以工作坊的形式进行，也可以在一对一的访谈中运用。但在工作坊中，可以使用代表来呈现家庭更加完整的景象。在工作坊中，参加者可以同时看到自己和其他家庭的情况。用这种方式工作，参加者的家庭成员就无须到场。但是，如果兄弟姐妹、伴侣或父母子女一起参与，对每个人来说都可能成为一次特别的经历。

希望排列自己家庭的参加者必须有一个“处理事项”，也就是说有一个需要处理的具体问题。例如，可能一个成年的女儿经常对妈妈感到愤怒，但却找不出任何具体的原因。在家庭系统排列中，她可以寻找自己愤怒的原因，并通过系统排列的工作转移、减少，甚至完全消解这种愤怒。

开始时，治疗师或导师（这两个名词从这里开始会交互使用）会询问当事人的家庭在过去两代中发生的重要事件。治疗师不会追问那些超出现有问题和家庭历史中重要事件的问题。之后，当事人在参加者之中挑选一些人代表自己家庭中一些在世或已去世的成员，例如自己、父母、兄弟姐妹、祖父祖母、叔姨或重要的其他人（由导师根据与问题的相关性决定）。一般来说，由男性代表男性成员，女性代表女性成员。如果情况不许，也可以用异性代表。

在代表挑选完成后便可以进行排列。场地可以是在小组参加者包围圈的中间、舞台上或房间的空地上。当事人凭自己的直觉，自发性地把代表们排列在相对的位置上（反映了他们之间的关系），面向不同的方向，直到把每个成员都排列完毕。当事人心平气和地排列代表，不发表意见或解释。在初始阶段，当事人需要"觉察"自己内心的感受，根据当下那一刻的感受来排列代表而不加思考，因为这样对整个过程意义重大。

在当事人把与问题有关的家人都排列出来后，他可以选择一个能够观察清代表的位置坐下。然后，系统排列的过程就开始了。虽然当事人在接下来的整个过程中可能只是个观察者，但他实际上打开了自己的心门，让治疗师和代表们的行动和言语去触动自己的内心。

然后，令人感到惊奇甚至神奇的现象就发生了：代表们似乎能够感应到这个家庭的成员的感受，了解到他们之间的关系。代表们自动地感受到相关的情绪。

例如，身处边缘位置、背对其他成员的孩子或父母，可能会感觉到跟其他人没有什么联系，并且承受了过大的压力。虽然我们可以用对应当下处境的反应来解释，但在这些理性解释以外，代表们不约而同地体验到这个家庭过去和现在的很多感受、动力和联系，而它们通常隐藏在表象之下，无法被直接观察到。代表们经常会感受到一些新奇的生理感觉，例如，他们的膝盖可能会颤抖、肩膀可能会很紧张、胃部可能会痉挛，也可能对其他代表感觉到被吸引或厌恶。他们能指出对谁感觉到愤怒，对谁想多亲近一些。系统排列中的角色呈现出独立的力量和身份，任何代表相同的家庭成员的人都会产生相似的反应。代表甚至会表现某种特定的身体姿势或重复一些真实的家庭成员经常讲的话。

在系统排列的环节开始时，治疗师会询问各代表在各自位置上的感觉。在父母、孩子之间的关系和感受表现清楚后，治疗师经常建议当事人把过去几代的家人排列出来，有时这些成员由治疗师自己加入。当那些去世已久、被遗忘，或对其所知甚少的家庭成员通过代表被表现在排列中的时候，经常有出乎意料的事情发生。

例如，一个侄儿可能突然间被在战争年代死去的叔父所吸引。家庭系统排列用实例说明了一个现象，即如果当事人内心感觉到（潜意识地）跟一位家庭成员或先人有联系，那么他们就会活出相似的人生。事实上，伯特·海灵格有一个意义深远的发现，就是孩子们用一生的时间“承担”了以前家庭成员的感受和行为——那些不属于他们自己的东西。伯特·海灵格把这种现象命名为“纠缠”（Entanglement）。受影响的孩子们，甚至到成年之后，所产生的抑郁、内疚感、自杀的念头或其他心理症状，经常都可以追溯到跟某个家庭成员有隐藏的联结。只要一个人没有认识到他被

“纠缠”了，就会经常误解自己的情绪感受和行为，同时被这些隐藏的联结所影响，甚至被控制。

“纠缠”发生的原因之一是当某位家庭成员被赶出家门、被排斥或被遗忘时，这位家庭成员就会被下一代，甚至跨代的某个成员所代表。例如，一位父亲的姐姐在她四岁时因交通意外身亡。姐姐的去世对双亲和兄弟姐妹的打击很大，每个成员的内心都很难过，所以几乎没有提起过她，就好像她被遗忘了。

想要知道这位去世的姐姐对于其他在世的家庭成员的影响，只需要在一次家庭系统排列中选一位代表，作为那位姐姐。在系统排列过程中，已经去世的人（代表）好像跟在世的人一样理解和感受，在世与去世的人的代表的表现没有显著的区别。

如果当事人跟去世的人有联结，他的代表会马上呈现出来。当去世的姐妹被排列出来，当事人的代表可能会感觉到同情或不安，其他的家庭成员代表也可能会有不同的反应。随着不同家庭成员的代表加入或离开排列，或改变他们站的位置，各人的感受和身体感觉也会发生改变。一个可能会突然觉得恐惧，另一个可能觉得放松，诸如此类。通过观察这些反应，当事人可以决定他跟谁有联结，可能跟谁有纠缠，可能承受了谁的感受和负担。

在家庭系统排列中与去世的成员接触，经常是迈向解决方法的重要一步。如果去世的成员被肯定，那么就会对在世的人表现得比较友善，与其他去世成员的关系也会改变。一位过去站在背景中，代表黑暗威胁力量的、被遗忘的或者去世的家人，他现在则成了在世的人力量和支持的来源。

在排列中，代表们在治疗师的指引下与其他人接触。当事人排列出所有的代表后，治疗师就成为整个家庭系统排列的“导演”。治疗师先问代表们在他们各自的位置上有什么感觉和感知到了什么，同时会建议他们重复一些简单的话语。有些是用来呈现关系上的紧张情绪，例如，“我对你很生气”。有些话语能缓和紧张情绪，修补损坏了的关系，促进双方和解。一句简单的“我尊重你”已经足够去帮助改变。

只有当这些话语准确表达真实情况时，才能够缓和紧张关系。而代表们对于这些话语准确与否，以及其所带来的情感变化，都非常敏感。就算代表在治疗师的建议下，对另外一个代表说出“我尊重你”，但当被问到他是否是真心诚意地说这句话，他可能会回答不是真心的。如果用鞠躬向另一位代表表示尊敬，常常只需要观察鞠躬的代表的面部表情、身体姿势，就可以看出他是否发自内心。另一位代表也可以马上感受到这些行为是否准确和真心诚意，如果不是的话，他会拒绝接受。

适当话语的效果是立竿见影的，例如代表可能会马上深深地松了口气，明显放松，也可能会微笑或挺直身体。这些反应非常重要。随着经验和敏感度提升，治疗师越来越能够随机应变地说出准确及适用的话语，减少矛盾。

在系统排列中，代表站在可以映射与其他家庭成员之间关系的位置上，感受这些位置对他们造成的影响。当父母子女之间的距离很远，面对不同的方向时，排列昭示了家庭内部的混乱，没有人在他们的位置上感觉良好。

但当治疗师把他们的“顺序”排好，每个家庭成员会感觉到他站在最适合自己的位置上。良好的“家庭秩序”模式，是父母和孩子们分别排成两排，面对面站立。爸爸和妈妈并肩站立，身子稍微内转，同时看到对方和孩子们，妈妈站在爸爸的左边。孩子们以顺时针方向，按照长幼次序站立，形成一个圆弧，面对父母亲。

尤其是被排斥或被遗忘的家庭成员被赋予他们应有的位置时，会对整个家庭产生一个非常大的治疗效果。他们站的位置可能在父母的旁边或者后面。一般情况下，每个人在自己的站位上都要能看清对方、被他人看见，同时每个成员都要被明确地承认其拥有属于这个家庭系统的应有的地位。

在排列个案结束的时候，当事人会接过他的代表在家庭系统排列个案中的位置。在我们的例子里，当事人对她的妈妈很愤怒，并在个案结束时取代了她代表的位置。但直到那一刻之前，她只是从旁观察个案的进行。当她接过代表的位置之后，她可以有意识地去认识这个新的家庭秩序，同时把它跟自己原有家庭的概念结合在一起。

一个家庭系列排列个案通常会在十五分钟到一小时之内完成，虽然有时候也可能有长有短。我们的目标不是去发掘家庭里面的关系秘密，而是把最强烈的纠缠问题呈现出来。当事人正是在这些纠缠问题中，耗尽了自己的精力。家庭系统排列尤其能够清晰地呈现这些纠缠问题。当这些纠缠被认识到并被解除时，“良好的秩序”往往会呈现出来。这不仅让其中的每个人都感觉良好，而且排列个案也自然地得到了问题的答案。

但是如果在这个家庭里面有些具有爆炸性情绪的情况被呈现出来的话，导师可能要及时终止这个排列，进一步工作反而会掩盖真正的情况。有时候当排列个案明显陷入困境，或者所有人都已经精疲力竭的时候，导师就会终止个案。但是这些个案依然可以引发一些改变，把当事人导向正确的方向和正面的影响。

家庭历史

家庭历史的事实，对于家庭系统排列是非常重要的。家庭系统排列需要以事实作为基础，研究一个人的家庭，需要去问其父母、祖父母、兄弟姐妹或者是表亲等亲人的相关情况。了解重要的家庭事件，是当事人在排列自己的家庭之前所要做的必不可少的准备工作，这是因为在家庭里面发生的重大事件会对整个家庭产生非常强的影响，甚至能够跨代影响。这些重要的事实，可以包括下列内容：

◎ 家里有没有人很早就去世？是在出生的时候或是战争中去世的，还是自杀？

◎ 有没有家庭成员曾经犯过罪？或者因为其他的原因，导致他有一种非常强的内疚感？

◎ 父母有没有前度的婚姻、订婚伴侣或者是其他爱情关系？

◎ 有没有一些家庭成员有过很艰难的命运，似乎让他们成了家庭里的局外人，例如伤残、财政问题、移民、同性恋、非婚生育、严重疾病、没有结婚、坐牢，或者是因为精神病被关进精神病院？

◎ 有没有一些孩子跟他亲生父母的关系曾经被严重损害？例如，一个孩子被收养，被他的养父母带大；跟亲生父母在早年的时候或者与父亲在未出生的时候就已经分开？

◎ 有没有一些人被强迫离开他的家园或者是祖国？

◎ 有没有父母来自不同国家的？

例如，家里可能有一个被遗忘的叔祖，被安置在精神病院；也可能有一个因弱智早逝而不被家人提起的姑母；或者有一个曾经酗酒或者输光了家产的祖父。这些会给家庭里面一个或者多个孩子的命运带来一些特殊的意义，哪怕这些孩子从来都不知道他们的存在。此类事件越被家庭成员视为避而不谈的家庭秘密，由此引发的破坏性的效果就越大。

一个人对家族的过去研究得越仔细，这些事实就越能被准确地包含在排列中。有时候父母很难告诉孩子这些事实的存在，但它们一直在影响着家庭里的后代。如果一个人真真正正准备好去聆听一个家庭秘密的话，他经常会发现一些必要的资料。

有时，当这些代表的行动表现出这个家庭存在不为人知的秘密或者重要的未知事实的话，排列个案会很快结束。此时，如果当事人能够去发掘这些未知的信息，并用这些新发现的信息跟着再做排列个案，就可以找到一个完整的解决方案。

原生家庭系统

借助家庭系统排列，可以从两个不同的方向去发掘一个家庭的问题，也就是过去跟现在。

发掘过去的话，可以把当事人的原生家庭系统排列出来，属于这个家庭的人包括兄弟姐妹、父母、祖父母，父母的兄弟姐妹、祖父母的兄弟姐妹等。

自己“让位”而使这个系统能够成立的那些人，同样属于这个系统。当事人曾祖父的第一任妻子早逝，他之后再婚，第二任妻子变成了当事人的曾祖母。在这个个案中，第一任妻子依然属于这个家庭系统，因为她的离开，所以产生了第二段婚姻，才有了以后的子女，要不然的话，这些人不可能存在。一位妈妈跟她的丈夫离婚，跟另外一个男人结婚，这个男人成了当事人的爸爸，那么第一个丈夫仍然属于这个家庭系统。所有类似的成员都可以在排列之中被代表，由治疗师衡量哪些人相关性最大，并就此开始排列工作。

一个人若是希望去探讨他现在的生活的话，就可以把他现在的家庭系统排列出来。这种情况下除了当事人需要被排列外，同时还包括丈夫或者妻子，其他爱情关系中的爱侣，以及孩子们；父母的所有前度伴侣都属于这个系统，而且所有前度关系里面生下来的孩子也属于这个系统；最后，所有被堕胎的孩子也属于这个系统。同样，由治疗师决定从谁开始排列。要处理的问题是关键，可以是一个问题、主题或者原因。这个人想去做一个排列的个案，不管是排列现有还是原生家庭系统，都取决于他问题的本质是什么。

有些问题直接跟原生家庭系统有关，这意味着要把上一代或几代人都排列出来。例如说，我跟爸爸一向不睦，或者说我跟姐姐关系非常紧张，或者说有人常被一种感觉所折磨，但不知其来源。例如："我总是感到内疚。"或者说："我一向感觉到很悲哀、很抑郁。"或者说："我这一生很孤独。"或者说："我在生命中找不到位置，感觉不到自己是家庭的一分子。"

当问题直接跟当事人自己的现实生活有关时，或者想要解决的问题是在过去的事件以及亲密关系中所经历的，可以选择排列现有的系统。例如："自从上次分手后，亲密关系跟我无缘。"有时候一对夫妇来到工作坊："我不知道我们是应该分开还是继续在一起。"或者说："我们的孩子在学校里老是闯祸，因为他神经非常紧张和过度活跃。"

最后，有些问题可能同时来自两个系统。有些影响是从原生家庭而来，附加在当事人自己的现实生活上。例如说："我跟女人没什么缘分，没有一次关系能维持两三年以上。"如果男人总是无法与女人维持良好关系的话，那么原因可能跟他的原生家庭系统有关。值得注意的是，如果一个男人已经超过四十岁，他很可能在之前有过无数次的关系。若他仍想获得一段成功的新关系的话，他必须去处理他的过去，必须把他过去的"抽屉"清空。基本可以肯定的是，他在前度关系中扮演的某些角色，对于这些关系的失败负部分责任，或者破坏了这些关系。一个人有必要去反思自己的经历，跟自己的过去和解。要不然的话，他带着过去的未了问题，获得下一段美满关系的机会也会降低。

最切身，也最影响我们的是现状。时间上距离我们越近的事件，对我们的影响也越强烈；越久远的则影响越微弱。这样看来，兄弟姐妹的死亡，要比叔父、姑母的死亡对我们的影响更大。

有时候审视过去，注意其他人的行为和责任，比如自己的父母或者先人的行为，对于我们来说会比较容易和安心。而要呈现自己生命中的事件，则可能会很不安或很痛苦，但我们必须去面对自己的行为，同时接受这些行为导致的结果。

当涉及孩子时，应由现有的家庭入手。孩子们会帮助父母去承受未解决的问题跟负担，若父母在家庭系统排列个案之中看见这种动力的话，他们通常会发现自己有力量去面对过去，同时处理原生家庭的负担。

有可能原生家庭系统，会跟现有的家庭系统在家庭系统排列个案中重叠。例如，有时会通过将父亲或母亲置于当事人背后的方式来扩展现有家庭系统。或者先排列当事人的原生家庭系统，最后再加入当事人的孩子。

要得到家庭里面关系完整概念的话，当事人可能要在不同的时间把两个系统都排列出来。两个排列个案之间最好相隔一段时间，这样有利于将新的数据和解决方法整合到当事人的现有生活中。

有些工作坊参加者，虽然可以非常清晰地描述事实，却依然无法讲清楚问题。在这种情况下，治疗师最好是推迟这个个案。问题越清晰地被表达出来，就意味着这个问题越迫切，代表在排列个案中的直接感觉也就越清晰，不清不楚的问题会导致代表们的感觉也不清不楚。有严肃问题的当事人，如果能用认真的心态去面对问题，那么就更能体验到系统排列呈现出来的力量。严肃的问题，通常是简单而具体的，可以被一句话概括。

我曾经遇到一些当事人，他们参加过很多次工作坊，却依然会用非常含糊的字眼去诉说他们的问题，例如："我总感觉到有阻碍在阻止我发挥我的创造力。"如果我对此不置一词，继续伴着这种非常含糊的问题去工作的话，那么也无法真正帮到当事人；最大的可能是毫无困难地达到"没有害处"的解决方法，其中父母跟孩子可能会非常快地找到一个良好的秩序，但当事人却感觉到很沮丧。他们可能会说："我们家里有很多问题，关系也非常紧张——这个排列帮不了我们。"

另外，如果当事人在一开始参加工作坊的时候就已经十分焦虑，渴望着尽快做完他们的个案，那么最好是让他们等待。这种渴望似乎影响了系统排列的节奏和深度，同时令当事人的真正问题模糊不清。参加者没有真的非常准确地知道他在排列中想得到什么，或者怎么样的结果才对他有帮助。个案对于所有观看的人都有一定的效果，可以帮助旁观者理清自己问题的思路，找到解决方向。有时候，当事人的问题在还未进行系统排列前就已经发生了改变，那就是说他在观察其他人的个案时，自己已经有所改变，有些新的东西变成了更加重要的问题。两三天后当事人会发现想处理的问题变得更加清晰了，而且做好了充足的准备去做自己的排列个案。

另一方面，有些参加者可能感觉到现在还不是做他们的个案的时候，那么他们可以作为代表体验，他人的个案的结果也可能接近自己的情况。这样就算没有直接从自己的排列个案中找到处理方法，也可能从他人的个案中，为他们自己的问题找到解决的办法。

第二章

发现原生家庭的联结
——孩子帮助承受负担

家庭是一个系统，有一些原则运作其中。每个家庭，都有非常强的内在联结。无论家庭成员表面表现如何，能否感觉到它的存在，这些联结都会产生很大的影响。孩子们从家里背负了一些负担和能量。

本章描述家庭里面最重要的运作原则。这些原则如果没有被承认，可能会造成家庭内的不愉快。但如果这些原则被肯定、被承认，就会产生强大的内在力量和内心的平静。通过系统排列，我们经常会得到一些解决方法，用以解决家庭内部持续不断的矛盾。

与家庭的联结

我们所有人都跟自己的家庭紧紧地联结在一起，不管是与我们的父母、兄弟姐妹，还是其他的先人。这不容易从表面上被看见与观察到，因为事情通常与表现出来的非常不一样。例如，就算一个人跟自己的家庭分开，他仍然会带着家庭的负担和能量[①]。那个人会持续被家庭成员的命运、家人的行为和他们的感受所影响。在我们的家庭里面，这些关联性和相似性是超越我们一般的想象的。

个案：当卡门在七年前开始第一份工作的时候，她非常高兴这份工作的地点在距离自己的家三百英里以外的地方。这是因为她跟家人相处有问题，特别是跟妈妈之间。她打电话回家只是出于一种责任感，而且这些谈话并不愉快。似乎从她童年到现在，什么都没有得到改善。

当卡门尝试告诉妈妈自己非常想念她的时候，她的妈妈并没有理解她，而是变得非常生气。在卡门圣诞节回家后的第一天，母女俩就开始吵架了。最后，卡门非常生气地开车回了自己家。在家里面，她唯一比较能够谈得来的，就是她的姐姐。

表面上看，卡门的情况似乎证实了孩子跟他们的家庭不是很紧密地联系在一起。她不是离开家庭，变得自由和独立了吗？卡门认为只有自己跟家人保持距离，才能感到自由。她甚至暗暗发誓，自己永远不会变得像妈妈一样。

① 家庭系统排列经常会提及“能量”这个名词，通常可以理解为情绪感受。（若无特殊说明，注释均为译者注。）

现在，越来越多像卡门这样的孩子认为跟家人（例如父母）分开，是迈向独立和自主的重要一步。他们远离原生家庭，开始新的生活。虽然他们好像与家庭分开了，但他们跟家人的联系远不止是情感那么简单。

家庭系统排列证明了，我们跟家庭成员，不管是在世的还是去世的，都有非常紧密的联系。这是我们以前不知道的、生物式的联系。我们经常假设，只有那些我们认识的家人、那些我们相处得很好或者关系很差的家人，才对我们有非常重要的影响。但是在这些显而易见的情况以外，还有一些无形的、无法解释的联系，把我们跟其他的家庭成员联结在一起，无论我们对他们是否了解。这些成员其实是用一种非常特别的方式，跟他们的兄弟姐妹、父母、祖父母维持着非常深厚的联结。正如伯特·海灵格所说的，系统排列的一个重要发现是：所有家庭成员，既是一个独立的个体，也是家庭的一部分。每个排列个案都不断验证、肯定了这一发现。海灵格的系统排列显示了家庭既是一个系统，也是一个能量场（field），有些秩序运作其中。虽然有时候有些例外，但总体来说，不断有一些重复的原则在这些家庭的能量场中发挥作用。我们可以把家庭比作一串风铃，当风吹动风铃的悬坠物撞击本体时，其他各部分会做出相应的调整，直到这串风铃重新保持平衡。而在一个家庭里面，孩子们最易受这些补偿性反应的影响。他们很多时候会潜意识地接收系统里面的一些能量，尝试令这个系统重新维持平衡和秩序。

在家庭中被压抑的事物不会消失，而是会在系统之内游离，等待机会再度出现。这些被压抑的事物包括没有被表达出来的感觉、内疚感或者是被排斥的家庭成员。新来的家庭成员，也就是孩子，会感觉到这些未被表达的能量并接收它们，同时用行动在他们的生活中表达出来。所以说孩子们跟他们的祖先是纠缠在一起的，他们会把先人的行为、感觉和命运都当作是自己的。

不是所有的孩子都会潜意识地跟他们的先人联结或者是以同样的方式纠缠。这个孩子可能更多地跟一位叔叔或是舅舅联结，另一个可能会跟一个姑母或者是姨母，第三个可能会跟自己的奶奶或者是外婆，其背后都隐藏着不同的原因。男孩通常是跟男性的家庭成员联结得多一些，女孩通常跟女性的家庭成员联结得多一些。如果这个家庭的过去有很多非常困难的遭遇，一个独生子女可能要承担非常多的东西。如果家里只有一个男孩，而他的其中一位姑母或者姨母曾经有一段非常困难的经历，那么这个孩子可能会发现，自己对性别的认知与常人不同。对于女孩子来说，如果她有位男性先人的遭遇非常不幸的话，也会发生同样的事情。

这些能量都是影响我们生活方向的底层动力，并通过我们的行为、感觉表现出来。海灵格用“心灵”这个词去描述这种潜意识的部分，而这个部分把我们跟其他的成员联结在一起，并记录下了我们先人的价值观、行为和命运。这一切会在后代之中引发共鸣，并通过他们表达出来。家庭系统排列可以帮助人清楚觉察到这种隐藏的家庭影响和联结，同时超越这些困难，使个人能够找到解决方法和得到有效的治疗。

现在让我们看一看这些动力是如何呈现在当事人的排列个案中的。

个案：当事人按照成员间关系的亲疏把所有的代表排列出来。卡门[1]站得离妈妈非常远，但是仍然面对着她。在卡门的生命中，她时常觉得妈妈在抗拒自己的接近。她的妈妈对她也非常冷淡。

卡门的外婆在卡门出生以前就去世了，所以她们从来不认识对方。但是当外婆被带入个案中的时候，整个气氛都改变了。外婆被安排站在母亲的背后，这样一来，卡门跟外婆之间马上呈现出一种非常深刻的联结。她们彼此微笑，同时感觉非常关注对方。但是卡门的妈妈觉得自己的妈妈站在背后很不舒服。当卡门的妈妈转身的时候，她也有一种被自己的母亲拒绝的感觉。

代表把这些呈现出来之后，治疗师建议妈妈转向卡门，跟卡门说："你跟我之间的关系，就像我跟你外婆之间的关系一样。"妈妈重复这句话，而卡门用心地在听。突然间卡门笑了，她发现了自己跟妈妈之间感受的相似性，而这样一来，妈妈跟女儿之间的紧张情绪就开始缓解了。当外婆对着

① 在本书描述的家庭系统排列个案中，所有的人名 / 称呼，都是指当事人或家庭成员的代表，而不是他们本人。

卡门的妈妈说“通过你的女儿，我也可以爱你”时，紧张进一步在缓解。然后卡门对着妈妈说：“出于对外婆的爱，我也爱你。”现在三个女人以一种非常友善的方式互相对望，而且终于知道她们是如何紧密地联结在一起的。

卡门的排列个案显示出父母跟孩子间的关系是可以通过这种方法呈现出来的，而这种模式反复出现在父母与子女间的关系里。卡门跟妈妈之间的关系，既不温暖，也没有爱，这和妈妈与外婆间的模式一模一样。我们可以想象，同样的模式可以重复好几代，而外婆能够对她的外孙女表现出爱，但是对自己的子女却没有。通常在外婆跟外孙女跨代之间，爱是更容易流动一些的，而代际之间却很少能够感觉到这种爱。父母可能会非常忌妒祖父母辈与孙子孙女之间的关系，而系统排列这种非常有效的工具能够呈现、解决这种相当普遍的现象。

当家人之间的相似性，还有他们的联结，通过系统排列呈现出来的时候，我们发现这个家庭里面的紧张情绪就会缓解。就好像在刚才的个案里面，卡门的妈妈说：“你跟我之间的关系，就像我跟你外婆之间的关系一样。”这些语言表达出来的时候，会马上有实时的、和解的效果，不单作用在情感的层面，同时还能在更加深层的心灵层面让当事人觉察到自己跟先人之间的相似之处，并以此洞见替代原来的愤怒，激发出内在的爱。

接受事实真相也会激发善心。刚才个案里的那句话：“通过你的女儿，我也可以爱你。”当外婆把爱她外孙女的这种情感，跟她的女儿联结在一起的时候，两者之间的矛盾就可以消除；同时这个外孙女并不会因为爱她的外婆，而跟自己的妈妈完全分开。事实上通过这个排列，卡门能够觉察到自己对妈妈的那种爱，这是她以前没有发现、感觉过的东西。卡门其实一直是跟她的家庭深深联结在一起的，但却是通过一种非常奇怪的方式，即疏远自己的家庭来表现的。在这一点上，她跟自己的妈妈其实是非常相似的。

早年去世

我在排列中发现，如果有家庭成员早年去世，会给家庭造成非常深的痛苦、哀伤，这些感觉有时候强烈得令人难以承受。一个家庭成员的早夭，会对整个家庭造成非常深远的影响。

个案：莫妮卡多年来受到抑郁症的困扰，在最严重的时候，她曾考虑过自杀。她的抑郁症似乎也影响了家庭里的其他成员，她十岁的女儿嘉洛琳最近开始出现同样的问题。

当莫妮卡被问到她家里面是否有成员很早就去世的时候，她回答在她三岁的时候，她五岁的哥哥死于一次意外。

如果家庭成员中有人很早就去世的话，例如在25岁之前，他的死亡便会对整个家庭的其他成员造成非常深远的影响。这个家庭系统被不寻常的哀伤所笼罩，仍然生存的成员失去了去世的家人生前所带来的全部美好。

另外，去世的成员对仍然生存的兄弟姐妹的影响，是直接和深远的。这种生存者的内疚感，会在内心深处出现。生存者可能会认为，只有自己活下去是不公平的，并激发一种隐藏的、向死的冲动。想跟去世的兄弟姐妹在一起的渴望，用一句话便可以清晰地概括："我会跟你走。"而这种跟自己的兄弟姐妹同生共死的欲望是潜意识的。

夭折的婴儿，尤其会对他人产生严重的影响。就算孩子未能出生，仍然算是兄弟姐妹之一。每一个生存下来的婴儿，哪怕是早产儿（怀孕后五个月），都属于家庭系统，而他们的死亡会给其他人带来影响。后来出生的孩子就算不知道未能出世的兄弟姐妹的存在，也能够感受到早前的孩子的死亡，同时带着一种内疚感，就好像不想独自活着似的。

如果父母一方在孩子十五岁以前就去世的话，家庭系统排列呈现出来的景象就是这些孩子有一些潜意识的走向死亡的冲动。这些内心冲动可能很早就出现了，并通过意外或者不假思索的行为表现出来。有时候，它们也会在当事人的成年期以自杀的念头或者危险的行为呈现出来。"我会跟你走，亲爱的爸爸妈妈。"这是孩子们潜意识感受的表现方式。

成年人也会有相似的内疚感。战争或者是自然灾难的幸存者若是经历了身边很多人的死亡时，也经常会出现一些类似的状况。

著名影星克尔克·道格拉斯（Kirk Douglas）在1991年2月13日他75岁时，成了一个虔诚的教徒。他曾在之后的一次访谈中说道：

“我有一次从美国的菲尔莫尔乘飞机去洛杉矶。但在飞机起飞后，我们的直升机跟一架小型飞机相撞，从距离地面大概50英尺[①]的空中坠落。有两个人在滚烫、燃烧的汽油中死去，其中一个只有18岁。从那时起，我为自己还活着而感到内疚。我曾经见过两个精神病专家，但他们没有办法帮助我去了解我自己生命的意义。突然间，我不单只想用电影的方式去娱乐其他人。我知道上帝给了我一个使命，这个使命是我必须要完成的。”

因为这些罪疚感，幸存者几乎不可避免地会出现死亡的冲动，同时内心会浮现出这句话：“我会跟你走。”从表面上看，这些潜意识的冲动所引发的效果是非常不同的。当一个人在年轻时得了疾病，原因通常是他们生存的意志已经被削弱了，同时身体的反应就是生病。有些人通过毒品或过度饮酒/用药让自己走向死亡，其他的则通过高危的运动来表现这种死亡的冲动。例如致命的赛车比赛，可能就是这种现象的表达方式之一。而这种动力的背后，你可以看见一种极端的能量和巨大的压力，驱使人走向极端，无论是在运动还是在他们的职业选择里面。

---

① 50英尺为15.24米。——编者注

这种对于死亡的呼唤，经常会导致一些人在生与死的界线之间徘徊。令其他人却步的那种死亡恐惧，在这些人身上似乎不存在似的。

就好像一级方程式赛车选手雅克·维伦纽夫（Jacques Villeneuve）的故事一样。当他还是孩子的时候，同样身为赛车选手的爸爸死在自己的法拉利赛车的残骸中。最近，他在一次访谈之中提到：

"当你为了汽车运动的皇冠去比赛的时候，有时候你会感觉'哇！好近啊！我非常开心，我终于成功了！'，就好像在悬崖的边缘上面赛车一样，你知道你离死亡如此之近，但是身体里面并没有恐惧的感觉。同时你的心脏开始剧烈地跳动，而且能感受到里面的一份深深的伤痛。那个不是恐惧，而是一种非常不寻常的感受。"

抱有这种对早逝的家庭成员的理解，我们便可以用一种新的眼光来阅读新闻。其中一则新闻是关于猫王普雷斯利（Elvis Presley）的，在他死亡周年纪念的纪录片上有过这样的评论："有史以来在经济上最成功的艺术家在痛苦中离世——他死于太多的毒品、无尽的声名以及无边的孤独。"有一张照片，是关于他父母的住所，里面有两张床，下面写着："两张床永远留在他父母的家中，为了纪念普雷斯利难产而死的双胞胎兄弟。"在猫王42岁的时候，他的体重有275磅[①]，而他的生活形态可以被视为"我跟着

① 275磅约为125千克。——编者注

你走”的一种表现。

每一个早逝的成员都会给家庭留下非常深痛、深远的情感伤口。在莫妮卡的个案里，这种死亡的倾向通过抑郁症和自杀的念头表达出来。即使她的兄弟早逝时莫妮卡只有三岁，在她内心深处，仍然有一种跟从她死亡的哥哥的意念。而莫妮卡的女儿嘉洛琳的觉知能力非常敏感，她能感觉到她妈妈潜意识中的情感，哪怕她妈妈的哥哥在嘉洛琳出生前就已经去世。

> 个案：当莫妮卡的哥哥[1]在系统排列个案中被引入现场后，莫妮卡开始时的表现是非常害怕他，而她逝去的哥哥对于他的妹妹站在旁边也一点感觉都没有。最重要的一步，是让莫妮卡面对她的哥哥，克服她的恐惧并真正去看着他。莫妮卡需要向她的哥哥鞠躬，同时给予他完完全全的注意力，然后对她的哥哥说：“你是我的哥哥，但是你很早就去世了，我尊重你跟你的死亡。我是你的妹妹，希望你能祝福我的生活。”她的哥哥以一种比较友善的方式看着莫妮卡。现在莫妮卡对哥哥的恐惧减轻了，而且觉得非常爱他。推动她走向死亡的那种沉重的压力，突然间转化成正面的生命力量。

莫妮卡排列个案的中心要点，在于在排列中面对已经死去的哥哥的代表。当莫妮卡看见他，同时接受他的死亡的时候，两者

① 请注意，这些只是家庭成员的代表。

之间的距离开始拉远了，她发现她作为独立的个体，有自己的命运，不再需要去跟随她哥哥的命运。通过这个排列，她能够区别出自己的命运跟哥哥的命运是不一样的。而且当她说“希望你能祝福我的生活”时，这句话令她更加坚定了这个信念。

但是莫妮卡的女儿嘉洛琳还身处危险的境地里。莫妮卡走向死亡的冲动，不单影响了她自己，而且影响了下一代。那个孩子同样接收了“我会跟随你走向死亡”的这种感受，也能够体验到那种毁灭性的冲动，那种走向死亡的力量。

家庭系统排列显示出孩子们可以承接这种死亡的冲动。在他们心中，一个非常魔幻的信念产生了，他们相信自己可以替代父母的命运。这种信念的表现是：“我代你去。”孩子会代替他的父母去死。

如果妈妈病了，孩子同样也会生病。在孩子的内心深处，他们相信如果自己也生病的话，会减轻妈妈的病痛。孩子们会想象“如果我代她死的话，她就可以继续生存下去”。

这正是莫妮卡的女儿的情况，她已经表现出跟她妈妈一样的抑郁症的症状。“我代你去”是一个非常清楚的信息，表达了她这种减轻妈妈的痛苦，防止妈妈走向死亡的欲望。

个案：莫妮卡的女儿嘉洛琳，在排列个案中被排列了出来。她对妈妈，还有妈妈的哥哥，都表现出非常深的爱的联结。可以看出，死亡也把她吸引住了。

就像她的妈妈一样，在治疗师的建议之下，她向她的舅舅鞠躬表示敬重，同时说：“你是我早逝的舅舅，我是你的外甥女，我尊重你跟你的死亡。希望你能祝福我的生活。”舅舅和外甥女以充满爱的眼光互相对望。

十岁大的嘉洛琳并没有真的在排列个案当中出现，虽然有时候，孩子们也会在家庭的排列个案中被排列进来，即便他们当时只有四岁或是五岁。但是对于莫妮卡来说，能够目睹她女儿的纠缠问题被解决，构成了对她本人产生作用的、深刻的治疗经验。

在家庭系统排列中，你能够看见一系列的行为，显示出一个人正被死亡所牵引。有时候代表们会望向远方，望着窗户或门口，而且觉得有股力量把他拖往那个方向。当治疗师建议他向那个方向走几步的时候，他会觉得每走一步都更加轻松。与此同时，其他家人也会放松下来。有时候，孩子们会站得非常靠近爸爸妈妈，因为他们要阻止他们的父母离开，也就是说，他们想阻止父母走向死亡。在其他的例子里面，父母跟孩子会看着同样的位置，就好像有一个人应该站在那里似的。通过问话，我们会发现有时候第一个孩子未能顺利出生，他的死亡好像被隐瞒了或者被忘掉似的。而当这个孩子在排列个案中被排列出来的时候，他站的位置就是每个人看的位置，而家里面所有人也都会放松下来。这个缺口被填满了。曾经被否认的东西，现在被呈现了出来。

海灵格是这样阐释改变的关键的：

“当一个人有跟其他成员一起去死的冲动的时候，他应该看着那个人的眼睛。当他看着那个人的眼睛的时候，他可以说：‘最好是我死，而不是你。’如果他真的看着那个人的眼睛的话，他会突然间发现，这不是真的，他并不能够全心全意地说出来。他就会意识到，死亡并不是解决的方法，因为那个人其实是很爱他的，并不希望他追随死亡的脚步。这会令他从这种盲目中解脱出来，但是依然保留对那个人的爱。通过这种方式，盲目的爱就会变成觉悟的爱。”

承接过来的感觉

在家庭系统中，孩子会接收到其他家庭成员的感觉。而这些在家庭里面被抑制、压抑的感觉，会被后来的成员感受到，并通过他们的言行举止表现出来。就好像家庭成员之间非常强的内在联结，迫使每一种深层的情感，都要找到表达的出口。

个案：罗伯特经常被日常琐事所引发的罪疚感折磨。他无法让自己脱离这种感觉，它会毫无预兆地涌上心头。不管他做些什么，似乎都找不到这些罪疚感的原因。

当一个人被一些感受所充满，而无法用他自己的生活经历来解释时，他便有必要去询问在他的家庭里有没有其他人可能会有这种感受。有没有一些先人，他们曾经的一些行为，或者是经历，导致了他们心里有这些感受。

罗伯特调查了自己的家庭历史，发现他的爸爸曾经在战争年代抛弃了他的妻子，而他的前妻在绝望中死去。后来，罗伯特的爸爸跟另一个女人，也就是罗伯特的妈妈结了婚。爸爸好像完全忘记了他的前妻。

如果在罗伯特的家庭里面，有任何人会因为某些原因而感受到罪疚感的话，那个人就是罗伯特的爸爸。排列个案确认了这个事实。

个案：罗伯特站在他爸爸妈妈对面的位置，感觉到他跟爸爸之间有联系。被爸爸抛弃的前妻也在个案中被排列出来。罗伯特的两个膝盖突然开始发抖，但是他的爸爸平静地看着自己的前妻，仿佛她是个陌生人一样。罗伯特感觉到他对爸爸的前妻有一份罪疚感。

在这个事实呈现出来后，这种罪疚感便终于找到了真正的主人，罗伯特站在他爸爸的面前对他说："这是你的感觉，这是你的罪疚感，而我为你承担了这么久，请你把它们收回去。我不能够再继续承担原本属于你的东西。"

治疗师建议爸爸响应："我现在承担我自己的责任跟罪疚感。你只是个孩子。"爸爸说完这些话后，突然间感到内疚，但同时也感觉到轻松了，他可以承担起他的责任了。罗伯特则感觉自己从这种罪疚感中解脱了出来，也感受到这些罪疚感回到了他爸爸那里，他才是这种感觉真正的主人。

代表们能够区分这些话语，例如“这是你的罪疚感，而我帮你承担了很久”是否准确。有时候他们会体验到一些新的感觉，他们说完一句话以后，会有轻松、放松，从这些负担中解脱的感觉。罗伯特的代表也可以感觉到爸爸的代表是否在讲真话，例如准确判断他爸爸说的“我现在承担我自己的责任跟罪疚感”是否发自内心。

在排列中，感受会流回它真正的主人那里。重要的是，当事人需要明确自己对家庭的想法。当孩子为另外一个家人承担了他们的情感时，一个很有用的“减轻负担”技巧，是把一些很重的物品放到这位代表的手中，象征这种沉重感属于另外一个人，然后这个代表会被要求把这个物品慢慢地、恭敬地放在那个情感的主人的脚下。当我们把这些感觉，用这种可以看得见的方式交还给另外一个人的时候，我们可以发现，让我们主动去放下这些负担是非常困难的。对孩子们来说，有时候要花好长一段时间才能把这个负担放下。

每个人都需要肩负起自己的责任和义务。当我们这样做了的时候，作为回报，我们会获得力量和尊严。在罗伯特的爸爸接受了他的罪疚感后，他就获得了自由并因此振奋起来。

罗伯特的爸爸说："你只是我的孩子。"这句话不是否定罗伯特本身的价值，而是把罗伯特从额外的负担中解脱出来，同时重新整理好整个家庭的秩序。罗伯特的爸爸承担了自己的责任，罗伯特就可以自由了。

现在这里有另外一个例子：一个当事人感觉到她的内心充满了痛苦，但是在她自己的人生里面，并没有任何事情能导致她有这样的感受。当她开始思索在她家里面有哪些人可能会有这种感受的时候，她回忆起父母的第一个孩子。这个孩子未能顺利来到人世，而且从来没有被提起过，似乎完全被父母忘记了。当年，她的父母无法面对失去孩子的痛苦。为了不让自己沉浸在痛苦中，他们将哀伤深深地锁在内心。在这个例子里，女儿感觉到这种被压抑的痛苦，并通过自己的人生表现出来。

这就是家庭的创伤不断持续的原因。家庭系统排列告诉我们，从长远来看，痛苦的经历、感受是不能被压抑的。孩子们会帮助其他人，也就是真正的所有者，承担这些被压抑的感觉，例如罪疚感、痛苦、愤怒，而孩子们也会在自己的人生里面体验到这些感觉。

罪行和罪疚感

在家庭里面，有一种维持家庭平衡、秩序的推动力，确保那些不被公平对待的事情得到“申诉”。假如一个家庭成员曾经犯过严重的罪行，例如虐待、谋杀等，便会对整个家庭施加非常强大而且负面的影响，甚至会延续很多代。有时候这些后果，会跳过一代影响下一代。而这些效应，超越了刚才罗伯特那个例子里面所显示出的层次。

什么是罪疚感呢？在我接触家庭系统排列之前，我认为有关罪疚感的概念只是一些古老的、遗留下来的东西，而且非常有争议性。罪疚感在我的脑海里面，就好像一些传统的、已经过时的教条，与“火”跟“硫黄”之类的东西有关。但谁又能真正了解他人的思想和内心呢？谁能审判他人的行为和行动呢？《圣经》上也讲道：有谁认为自己无罪，就可以扔出第一块石头。当我开始用“每个人都已经在他能力范围之内做到最好”[①]的这种态度从事治疗工作的时候，碰上有人犯错的情况，那么一声道歉就已经足够。这个罪疚感的概念就好像是多余的。但是当我用家庭系统排列作为工具的时候，我对这些“不公平”和“罪疚感”有了全新的看法。

家庭系统排列证明，我们的内心有个权威[②]在指引着每个人，而它不受我们自己思想的理性所影响。当这个权威发现一个人的

---

①“每个人都已经在他能力范围之内做到最好”是身心语言程序学（NLP）或家庭重塑治疗中的基本原则。

②“内在权威”用海灵格的话来说是：良知（Conscience）包括三个层次——个人良知、系统良知、伟大良知，各有不同的内涵和作用。该处作者所描述的只是第一个层次的良知，同时，请读者注意，家庭系统排列所指的良知，跟我们平时理解的良知概念有相当大的区别。海灵格的语言风格非常古老，但概念却非常新颖。

行为是不公平的时候，它会确保人们要为他们所做过的错事付出代价。代表们会感觉到这种罪疚感，并且会体验到一种赎罪跟补偿的渴望。

例如，当一个人杀了另外一个人时——除了正当防卫以外——在内心的深处，加害者会感觉到自己的行为是不公平的，同时会把自己视为加害者。例如，家庭系统排列显示出，如果士兵们杀了另一方的士兵，他们通常不会为自己的行为感觉到内疚，他们的内在权威也不会把自己定性为加害者。但是如果同一批士兵杀了一些平民的话，这就是谋杀行为，他们会把自己定性为加害者。

有时候，加害者会怀揣着强烈的罪疚感走向自杀。“以眼还眼，以牙还牙”仿佛在我们的内心深处回响。有时候，这些加害者会继续过着平静的生活，并没有为他们所做的事情后悔。如果加害者拒绝承担自己的罪疚感，这种罪疚感其实会继续存在而且通过其他的家庭成员找到表达的出口。它会以两种方式表现出来，一种是未来一代的某位家庭成员可能变成另一个加害者；另一种是他的家庭里面有另外一个人把自己跟这些受害者混淆在一起，要么英年早逝或者干脆自杀，一生都活在赎罪中。

个案：尤尔根年纪轻轻就开始酗酒。他整天喝得烂醉，到处跟人家打架，甚至进了监狱也满不在乎。

他不认识自己的爸爸，因为他的爸爸在第二次世界大战之后就没有回过家。一次偶然的机会，他发现原来他的爸爸曾经是盖世太保的一分子，而且杀害过几个犹太人，这些人都是同一座城市的居民。在战争之后，他的爸爸并没有因为他所犯下的罪行被定罪。

与纳粹德国有关的个案，不断重复地出现在家庭系统排列里面，其后果在我们眼前清晰可见。因为这些加害者或者是被害者都有孩子，他们都承受了过去事件的影响。几乎在每一个工作坊里，都至少有一个参与者，就好像尤尔根那样，有位跟战争罪行有关系的亲人。系统排列显示出，这些家庭需要经过很长一段时间，才能够重拾内心的平静。

在尤尔根的排列个案里面，他爸爸站的位置离整个家庭非常远。当他被带领走近的时候，他看着妻子和孩子们，在治疗师的建议下说："我是盖世太保，我杀过犹太人。现在我承担起自己的责任，为我所犯下的罪行承担我的罪疚感。"

尤尔根的爸爸说，第一句话感觉很准确，但是在第二句话里——要他表现出对他的行为负责——他看上去很冷漠，而且并不真诚。尤尔根和他的妈妈、兄弟姐妹感到非常紧张，而且在他爸爸出现的时候感到非常伤心。

当治疗师让尤尔根的爸爸离开这个房间的时候，整个家庭都感觉到非常放松、解脱。之后爸爸也说："离开这个房间感觉很好，而且是做了一件正确的事情。"

在个案结束的时候，尤尔根转向他的爸爸，并且鞠躬，说："你是我的爸爸，通过你我得到了生命，对我来说这是最好的礼物。我为了它而感谢你。我现在把你的责任和你的罪疚感交还给你，你可以离开了。"之后爸爸离开了房间，走到门外。尤尔根感觉到仿佛千斤的重量从他的肩膀上卸下来。然后他的爸爸再一次被带进房间，报告说他感觉这是一个适当的解决办法，然后又离开了房间。

家庭系统排列终止的时候，就是孩子与父母之间的爱自然流动的时候。生命通过父母流向孩子，这是最重要的事情，在家庭系统排列中，我们对此的描述是"这是人生中最好的礼物"。

尤尔根对他的爸爸亏欠了一份感恩。无论他的爸爸是不是一个谋杀犯，尤尔根都需要感谢他给了自己生命。所以，在排列个案中，对于尤尔根来说，治疗的第一步就是去表达、感受自己对爸爸亏欠的这一份感恩。"你是我的爸爸，通过你我得到了生命，对我来说这是最好的礼物。我为了它而感谢你。"爱或者至少是接受，是尤尔根所需要的脱离父亲的基础。只有通过尊重那个人和他的命运，尊重他们行为的后果，才有可能把责任和罪疚感交还给真正的主人。

用这种方式表达尊重，是孩子们从父母那里独立出来非常重要的一步。当孩子愤怒地想和父母断绝关系时，这种被压抑的联结反而会被强化。而这种无形的、持久的联结，就算父母可能不再感觉到，孩子们也会感觉到。

系统排列说明了一个中心原则：每个人必须承担自己的命运。也就是说，没有人应该承担其他人的命运，或者为其他人的行为负责，也不用在自己生命中为他人的命运付出代价。这一点至关重要。

尤尔根的爸爸是一个加害者，没有其他人能够肩负他的责任，他必须自己去承担它，并为他行为的后果负责。孩子们没有任何权利介入。如果他们这样做了，这些创伤事件的效应会持续下去。而且无论他们采取怎样的行动，都不会改变跟他们父母之间那种重要的联结。

在尤尔根家庭系统排列的个案中，所有的代表都在尤尔根的爸爸离开之后感觉到轻松。这是为什么呢？伯特·海灵格在他的工作里面发现，受害者跟加害者之间会出现一种新的联结，而且这种联结会比加害者与他家庭之间的联结更加强烈。这就是为什么加害者必须离开他的家庭。在这个例子里面，表现为尤尔根必须让他的爸爸走。这是通过一句话来表达的："我现在把你的责任和你的罪疚感交还给你，你可以离开了。"

爸爸也感觉到这是适当的做法，这就是为什么他会在房间的外面感觉比较好。加害者对他家庭的爱，是通过这种方式表达出来的。他知道如果他继续留在自己的家庭，尤尔根和其他的孩子可能会有承担他的罪疚感的风险，所以对他来说，离开自己的家庭是一种解脱。

有时候，加害者不能够正视他们所害之人，同时这些加害者的孩子或者孙子孙女们会感觉到跟受害人有一种联系，这种联结会影响到他们的人生。在系统排列中，这种联结表现为加害者的子孙想躺在受害者的身旁，跟受害者共同分担命运。但这不是一个很好的解决方法。在伯特·海灵格的《告别》（*Der Abschied*）里面，记录了这个经典的个案。

当事人一直有种她即将死去的感觉。这种感觉不断重复出现，她不知道究竟是什么事情引发了这种感觉。在排列中，她透露她的爸爸曾经尝试过自杀，她的祖父曾经是盖世太保的一分子，杀过女人和孩子。

海灵格选择了十个人去代表被谋杀的孩子。这个非常漫长而又令人感动的个案的最终结果是，当事人的祖父必须离开房间，而这个当事人仍然感觉她要去躺在死去的孩子们旁边，所以海灵格最后让她跟这些死去的孩子站在一起。

海灵格问当事人："现在你感觉怎么样？"

当事人回答："这是我应得的，对我来讲是一种解脱。"

海灵格问那些死去的犹太人孩子的代表："你们感觉怎么样？"

第一个犹太人的孩子代表回答："我觉得我的死亡仿佛是一件很平静、很平常的事情，就好像加害者跟这件事情没什么关系似的。在我看来她不应当跟我们在一起，而是应该回到她自己的家庭中，我对她根本没有一点兴趣。她不应该为了我们而赎罪。”

第二个犹太孩子的代表说：“我现在感觉到膝盖很软。当她来到我们这边的时候，我觉得她不属于我们。”

第三个犹太孩子的代表说：“我感觉到没有必要。”

第四个犹太孩子的代表说：“我不想她牺牲，她根本不欠我们什么东西。”

第五个犹太孩子的代表说：“对于我来说，去结束她与自己的孩子之间的痛苦，才是她的责任。”

另外五个代表有相似的反应。最终的解决方法是这个当事人用新方式去面对这些孩子，她长久地凝视他们的眼睛，说：“现在，我会活下去，我会离开你们。”

就在当事人看着被杀害的孩子们的代表的眼睛的时候，她开始摆脱这种跟他们一体化的感觉。她开始把自己看作是一个独立的个体，同时能觉知到自己的命运跟那些受害者是不一样的。她也认识到，对于她来说，她不应该用跟那些被杀害的孩子一样的方式生活下去。

如果爸爸或是妈妈或双方，犯了这种严重的过失，以至于他们必须离开房间，这实际上意味着什么呢？家庭系统排列对当事人的人生和认知，会有什么影响呢？对尤尔根来说，他是不是应该像在排列中一样把他年老的爸爸踢出自己的生活呢？

需要注意的是，家庭系统排列会对人们的内在图像产生影响，但内在图像与事实完全是两件不同的事情。家庭系统排列并不会给出任何指令，而是在一个更深的层次上工作。

在我的工作坊中，有一个参与者要求她的妈妈必须离开房间。个案显示，她的妈妈在她还是一个孩子的时候抛弃了她，所以被剥夺了监护人的权利。这个参与者成年后，重新见到了她的妈妈，母女俩开始了正常的联系。一段时间后，在另一次工作坊里面，这个参与者告诉我，她感觉到虽然她可以跟她的妈妈正常联系，但那种孩子对妈妈的特殊的联结在她心里已经消失了。

海灵格从一个家庭系统排列的参与者那里收到一封信，里面有一段是这样的：

> 自从上次个案以后，我对我的爷爷有了一种全新的感觉。他曾经因为参与纳粹活动而被送入了监牢，而在排列个案中，他必须离开房间。看见他跟受害者躺在一起时的感觉非常好，让我能够去更多地敬重他。在我爷爷的代表表现平静的同时，我自己的感受也更加平和了。坦白来说，我现在能够放下这件事，但在他走出房间的那一刻，我依然感到了一些罪疚感的残留。我对家庭的新的看法对我产生了完全不同的影响，当然这其中也包括了我个人作为代表参加其他排列时所受到的影响。能够同时向加害者和受害者鞠躬，对我来说是非常好的体验。

特殊的命运

家庭的内在联结遵守着一个非常重要的运作原则：每个成员都平等地属于这个家庭。每个成员都值得拥有其他人的关注，同时拥有适合自己的位置。其中一个成员被排斥出家庭时，会给下一代带来非常坏的影响。

个案：英格里德从来没有过自己属于家庭的感觉，她觉得自己一直像一个局外人。她 18 岁的时候离开了家庭，并且立刻就结了婚。这段婚姻并没有持续太久，而她的下一段关系也很快以失败告终。过去十年间，她独自生活，而且少有朋友。她跟自己的父母、兄弟姐妹们间仅有的联系都变成了一种负担。

当她开始去调查自己的家庭背景的时候，她发现外婆有个弱智的姐妹。在这个富裕的家庭里面，这被视为是非常羞耻的事。这位姐妹在很小的时候被送去另外一个家庭，三年后便死了，而家里人从来没有提起过她。

这些被家庭不公平地排斥的成员，他们的命运会在后代中不断重复。没有一个家庭成员可以被轻易地忘记。这个家庭的内在权威，我们可以称之为家庭良知[①]，是不允许这样的。一个人排斥自

① 家庭良知，就是海灵格所说的良知的第二个层次：系统良知。

己的家庭成员，或者被家庭排斥的话，会有一个后来出生的家庭成员来代表他，而后来者会有相似的命运。下列示例讲述了一个被排斥的成员是如何让现在的家庭成员觉知到他的存在的。

在英格里德的排列个案中，她在排列开始的时候四处张望，刻意避开了与其他家庭成员的眼神接触。她觉得有种被排除在外的感觉，就好像自己不属于这个团体似的。当她的姨婆被加入排列个案时，英格里德马上就感觉到了改变，她开始对着这个成员笑，并且希望走近她。当她被准许站在这个新成员旁边的时候，她感觉到高兴且满足。随后，英格里德面对着她的姨婆，姨婆的代表对她说："我生来就因弱智而被送走，在年幼的时候已经死掉，这是我的命运，由我来承担它。"英格里德对这个姨婆深深地鞠躬，说："我尊重你和你的命运，你属于我们的家庭。如果我也属于我们的家庭的话，也请你为我开心。"姨婆看着她说："你属于这个家庭，你也与我有很好的联结。"英格里德感到非常自由，感觉放下了很多东西，变得很轻松。

英格里德感觉到跟姨婆有一种非常深的联结，甚至愿意让自己去代表她。她当然无法完全代表她的姨婆，因为英格里德本身并不是弱智，也没有被送走。但是对观察者来说，英格里德就好像在通过逃出自己的家庭，尝试去模仿这位姨婆的命运似的，并且通过她那种与家人分离的孤独生活表现出来。英格里德并不知道这位成员的存在，但就算这样也并不重要，家庭中联结的力量是极为强大的，它决定了英格里德的命运。

如此，那些被忘记或被压制的家庭成员的命运得以重演。那些延续先人命运的人可能会被送去精神病医院、监牢，可能会被禁止回家，甚至因此移民。

那些选择出家，成为僧侣、修女或神父的人，从某种程度来说也是远离了自己的家庭。他们发誓守贞，因此不会有孩子，也由此从家庭的延续中脱离出来。他们将自己奉献给天堂后便从此与世俗之人不同。家庭系统排列显示出，这样的决定往往是为了家庭服务，为了弥补家庭与被驱逐者之间的裂痕或是直接成为新的被驱逐者。

下一代人，可能会跟随他们的先人，过一种独身的生活。他们可能会离开自己的家庭，而这种生活方式是跟他们的先人非常接近的。命运由此在世代间重演，而那个挑起一切的源头却往往无从寻觅。

孩子对父母始终是忠诚的

孩子是忠于他们的父母的——而且对父亲和母亲总是一样忠诚。出于对父母亲的忠诚，他们会重复与双亲相似的命运，甚至是厄运。这样的孩子很少会冒险去拥有一个更加开心、更加丰富的人生，因为如果他们要去拥有比父母更加快乐的人生的话，他们的内心深处就会觉得自己是一个背叛者。

个案：托马斯和玛丽亚在年轻时相识，并且坠入了爱河。他们有很多相似的地方，彼此心有灵犀。两个人都来自破碎的家庭："这就是为什么我们想要，而且能够更好地生活下去。"他们早早地就结了婚。

过了几个月，他们感觉到了从未有过的失望。不知为何，他们总是不断地伤害对方，让对方越来越不开心。在婚后的几年中，他们尝试着生活在一起，甚至有了两个孩子。但最后他们依然无法改变现状，只能选择分手。

他们问自己："我做错了什么？这种不能令对方开心的力量，究竟来自哪里呢？"

如果一个人对父母跟孩子之间联结的根源了解得足够多的话，就会发现孩子对父母抱有一种深沉的、根源性的爱。孩子们无条件地爱父母，甚至愿意为了父母牺牲自己的性命。他们永远与父母和原生家庭深深地联结在一起。不管孩子长大后对父母的感情怎样，这种联结都不会改变。（例如，有些孩子会说："我喜欢我的爸爸，但不喜欢我的妈妈。"）这种潜意识的爱是跨越时空的，它以一种非常神奇的形式存在于信念中，让孩子们相信自己可以代替其他人的命运（“宁愿是我而不是你！”），或者是与其他人共享命运。这种爱是非常天真的，同时从某些方面来讲，也是盲目的。

当孩子跟他的父母表现出一样的命运的时候，就好像是这种爱得到了“满足”。托马斯和玛丽亚的父母都是非常不开心、非常痛苦的，他们在婚姻里面经历过极大的挫败感。如果托马斯和玛丽亚非常开心、满足地生活在一起，他们就会感觉好像失去了跟父母的一些联结，在他们心目中，这就仿佛背叛了自己的父母一样，所以他们下意识地抗拒幸福的生活。

不快乐跟痛苦通过这种方式从这一代传给下一代。在意识深处，整个家庭是联结在一起的，所以家庭的各个成员都会把痛苦跟不快乐一代又一代地传下去。任何愤怒地想与家庭决裂的人都只能收获表面的分离。在内心深处，他们仍与家庭联结在一起，扮演家庭赋予他们的角色。

托马斯把他的家庭排列出来，呈现出的结果是，他非常同情不快乐的父亲。托马斯看着父亲，对他说：“我的生活就像你的生活一样。”之后他停顿了一会儿，说，“我这样做都是出于爱。”他说完这些以后，他的眼里充满了泪水，而且突然间发现自己对父亲的爱、与父亲之间的联结是多么深厚。

然后托马斯深深地向父亲鞠躬，说：“我尊重您，也尊重您的命运，同时我让您去承担自己的命运。如果我有一段快乐、开心的生活，也请您友善一点看待我。”现在父亲充满爱意地看着托马斯，说：“如果你拥有这样的生活，我会为你感到高兴。”

那些见证了父母的不幸的孩子往往会说：“我不会走你们的老路，我会做得比你们更好。”在这些句子里面，隐藏着孩子对父母的藐视，觉得自己比父母更加有能力。而他们步入中年后，却又不得不承认自己与父母何其相似，自己最终也不能比父母做得更好。

当托马斯对他的父亲说“我的生活就像你的生活一样”“我这样做都是出于爱”时，他实际上抵达了这种爱的联结的最深层，并首次感受到了它。这打动了他的内心。他也由此能够敬重父亲和父亲的人生。

“如果我有一段快乐、开心的生活，也请您友善一点看待我。”这句话就好像是他在要求爸爸给他祝福一样。在现代生活中，这种请求看起来十分奇怪。但是在家庭系统排列里面，我们可以看见这种请求对托马斯造成了怎样的影响。爸爸同样感觉到，他的命运被正视、肯定以及敬重。如果托马斯拥有一段很美满的婚姻的话，爸爸也会觉得开心、轻松、解脱。

托马斯在排列个案中所讲的话语虽然简单，却能够为他带来解脱。但实际上，他是在内心做了许多努力才接受了话语背后的含义。当托马斯敬重爸爸，并且把爸爸的命运交还给爸爸时，他那种盲目的爱就转变成了一种更加成熟、觉悟的爱。父母与孩子仍然被爱联结在一起，同时每一个人都承受他们各自的命运。

在海灵格的工作坊中，一个患有癌症的女人被带到台上，海灵格询问她的状况，她笑着说："我有癌症。"

海灵格回答："你看上去很快乐。当你说到癌症的时候，我看见你在笑。"然后他对观众说："如果一个人能够笑着谈论自己经历的糟心事，这其实是一个信号，告诉你这里存在系统的纠缠。当这种预先设置好的命运被满足的时候，他们会感觉到很快乐。"

如果这类与家庭的联结被呈现出来的话，深层满足就会出现。这种令当事人沉浸其中的满足，可以在他们诉说问题的时候，通过一种几乎令人察觉不到异常之处的笑容表现出来。有些人会抱怨他们的财政状况很糟糕，或是他们的婚姻很不愉快，同时有笑容在他们脸上出现。

如果你真的要捕捉这些笑容的话，你会发现通常它们出现的时候就是这些人诉说他们的问题的时候。在这些情况下，我们的建议、协助往往是没有任何效果的，因为这会妨碍他们从履行家庭命运中暗地里得到乐趣。以下是一个例子，展现了这种影响力的来源，以及其与家庭秘密的联系。这个例子是我在工作中看到的。

个案：有个医生遇到了一些没有预料到的问题。在整个治疗的过程中，当事人能够把之前的计划付诸行动，她重新取得了自己的执照，租了一间新的办公室，准备全身心地投入到自己钟爱的另类治疗中去。但在她开业前，她的情绪状态却非常低沉，丧失了所有的自信。

当我问起她的家庭里是否有人经历过事业上的成功或失败时，她记起了她十分敬爱的祖父。在战争结束后，她的祖父无法重操旧业，只能当个销售员四处奔波，令整个家庭都觉得羞耻。

如果这个当事人要去享有成功的事业的话，那就是不忠。我选择了一个代表，代表祖父，建议她向祖父深深地鞠躬，敬重他的命运，同时请求他的祝福，祝福她事业成功。她非常真诚地这样做了。几个星期后，她告诉我，那些无法解释的事业上的障碍已经消除了。

通过对家庭的观察，我们会对自己现在的能力、力量，或者是心智方面的障碍、理财能力产生一些崭新的认识。我们能够清楚地看到孩子们是如何完成了家庭的“角色任务”的。孩子们如果是为了这个家庭被“指定”事业成功的话，他们会做任何事去获得成功。另一方面，出于对家庭的忠诚，孩子们也会被要求不许成功，然后他们便会故意丧失掉成功的机会。

这种潜意识的忠诚力量是巨大的。从表面上看，孩子与家庭的关系可能非常紧张，甚至是敌对的。但即便如此，孩子们仍然在以一种特殊的方式完成上一代传下来的任务，无条件地接受“命运的安排”，而且不会过问隐藏的系统动力所保持的秩序究竟要求什么。

孩子们对父母的忠诚从未被理论或实践给予足够的注意。直到现在，心理学家和治疗师仍然假设孩子首先是需要父母的爱，似乎孩子们所做的一切都是为了被爱。

家庭系统排列显示出孩子们其实拥有非常强烈的爱，而且是以父母爱子女的强度去爱父母。而成长意味着什么呢？意味着一种更加成熟、独立的爱，但是这对孩子来说是非常不容易做到的。这种成长断开了孩子与父母间之前亲密的、似乎无法分割的联结的纽带。而在此之前，这种联结带给了孩子用以对抗不幸的稳定安全感。孩子必须为自己的人生负责，但对孩子来说，脱离父母这一行为依然带来了罪疚感。

孩子要真正地正视父母，才能得到力量。以前他们的关系更像是一种寄生，孩子们在内心深处并没有意识到自己跟父母之间有多么大的区别。但是当孩子真正深深地去注视父母的眼睛时，他会发现眼前的人跟自己是分开的。除此之外，他还会认识到看着他的这个人其实同样是爱他的。父母希望把最好的给自己的孩子。对父母来说，他们并不愿意看到孩子步自己的后尘或是继承相同的不幸。

亲子关系中断

并不是所有的问题都可以追溯到祖先的系统。其中一个主要的原因，是海灵格所说的“亲子关系中断”。

每个孩子都渴望去接近他的父母，从中找到爱、保护和安全感。如果这个孩子在幼年的时候经历了跟父母分开，或者被父母拒绝，或者是在情感上受到伤害，那么这种接近的欲望就会被狠狠地切断。

例如，一个孩子在他一岁到一岁半的时候被送进医院三个月，这家医院远离自己的家，而且父母很少来探望他。通过这种分离，这个孩子会经历一种情感上的伤害。在那次经历以后，这个孩子便不再信任父母，无法遵从他自发的本能去接近父母。这种自然接近父母的模式被中断了。可是，这种想要与父母亲近的强烈渴望仍然持续，只不过转变成了悲伤、痛苦、愤怒和沮丧。若是一个人在孩童时期有过这种体验的话，通常会发现他成年后很难去爱其他人。他会在这种对渴望的需求和无法满足渴望的负面情绪之间挣扎。他的潜意识会经常性地拒绝一些他其实心底渴望或者期望的东西。他被这些悲伤、痛苦、愤怒和沮丧所充满，他会在常年的治疗过程中表现出愤怒，但这种愤怒不能帮助他改变任何东西。这是因为这种愤怒其实是一种次要的感受（Secondary Feeling）①，真正原始的感受（Primary feeling）②是渴望去跟其他人接近。

当这种亲近的渴望被满足的时候，会带来非常强烈的治疗效果。海灵格在他的个案里面，会让他的这些当事人回到分离状态

① 次要的感受（Secondary feeling）是指一些夸张但无对应事件的情绪表现。喜怒哀乐通过持续不断的戏剧式表达表现出来，但这些情绪却没有相对应的生死离合大事，或者所表现出的情绪与事件不等。通常被情绪的主人用来掩饰或逃避真实或原始的感受。

② 原始的感受（Primary feeling）对应生死离合大事。同样是喜怒哀乐，表现得有深度、不夸张、没有戏剧性，也不持久，情绪的主人可以面对真实的人生。

发生的时候，然后要求当事人伸出手说："拜托你。"对于很多人来说，看到这些深受折磨的人勇敢迈出这艰难的一步是很令人动容的。只有当这个请求真正被表述出来时，治疗师才可以临时作为当事人的父母的代表，把当事人深深地拥入怀中。这种被中断的亲近渴望最终被满足了。旧有的负面情绪也由此被消除了。

联结的现象

到现在为止，我已经描述了很多世代相传或是跨代传递的家庭联结，而这些正是伯特·海灵格在他的工作里面所体验到的。现在有更多的联结被发现，就像一道幕布被揭开一样。这些新发现的联结更加深入，但它们的运作方式目前还不得而知，我们只是刚开始去发现它们出现的原因以及造成的效果。

在法国，尼斯大学（University of Nice）的心理学荣誉教授安妮·安瑟琳·舒岑伯格（Anne Ancelin Schutzenberger），做了很多关于这些不寻常的联结的调查研究。她主要研究创伤事件是如何跨代地影响家庭。以下的段落，部分编写自精神病专家阿尔布雷希特·马尔医生（Dr. Albrecht Mahr）关于安妮教授的文章。安妮教授把她的心得称为"心理宗谱学"，而且围绕这一方向写了一本畅销书，目前该书在法国已经出到第二版了，书名是《祖先综合征》。

当事人芭芭拉在寻求帮忙和治疗方法，因为她不断受到恐惧和噩梦的困扰，总会梦见一些穿着盔甲的士兵。在研究过家族历史后，她发现自己的症状跟 1870 年的一场战争有关。那场战争发生在普鲁士跟法国之间，大约有两万五千人因此丧生。她发现她名叫祖鲁士的曾祖父，曾经非常恐惧地躲在一棵树的背后，跟他的祖父一起经历了这场战争。在这一段家庭历史被发现和讨论后，当事人的噩梦停止了。但是仍然有一部分的痛苦延续着。芭芭拉进一步研究，发现这一恐惧总是在 8 月 4 日发生，而维桑堡（Wissembourg）的战斗正是在 1870 年 8 月 4 日发生的，她的很多家人在那一天被杀害或受了伤。

安妮的研究重点是，家庭里面的重大事件和灾难的发生日期与当事人的年龄之间的关系。例如，第一次世界大战期间在伊珀尔（Ypres）和凡尔登（Verdun）附近发生的致命毒气的袭击，意外促使了当事人的女儿哮喘病的发作。

当事人有个四岁的女儿患有哮喘病。她经常咳嗽又睡不安稳，而且总在晚上尖叫。这个女儿出生于 4 月 26 日。安妮教授在发现了这一事实后，马上想到在第一次世界大战期间，德国于 4 月 22 日首次使用毒气袭击。安妮就问当事人有没有家人当时是住在伊珀尔或凡尔登附近，当事人对此一无所知。

下一次面谈的时候，当事人报告说有一些奇迹发生了。自从上次治疗之后，她的女儿不再在夜晚因为噩梦而惊醒，也不再咳嗽了。安妮教授建议这个孩子在下一次面谈的时候，画一幅噩梦的图画带给她。这个孩子的画是这样的：一副潜水面具，上面有一根管子。“这就是那个每天晚上折磨我的怪兽！”女孩说。而这幅图画跟第一次世界大战中所用的防毒面罩非常相似。

这个当事人继续寻找过去的资料。她发现自己祖父的兄弟曾经于4月26日在伊珀尔的毒气袭击中受伤。

另一个例子：

经过一次成功的喉癌手术后，当事人仍会感到气短和呼吸困难。另外，她也非常担心她的弟弟法兰克斯。他在6个月大的时候差点死于白喉，结果落下了残疾。

后来她发现，自己的祖辈曾经经历过凡尔登的毒气袭击。在她发现这件事后，她的呼吸状况改善了，但是奇怪的事情仍在发生。当事人脖子上戴着一条很短的红色项链，她经常捂着自己的喉咙并会感到冷。这些令安妮教授想起了法国大革命时的事情。

当事人做了进一步的调查研究，结果发现了家族的另外一些历史。她发现自己有五个祖先于1793年死在断头台上，其中一个叫法兰克斯的是在1793年1月9日被处决，与她的兄弟同名，而她的兄弟正是出生于1963年1月9日。在她了解到这些往事后，她的呼吸问题就消失了。

如果我们仔细观察，就会发现有些奇特的巧合经常发生。如果我们只听过一个这样的事件，可能会认为它不过是个意外。但是当我们重复地发现类似的事件时，这些所谓的“巧合”就变得十分令人怀疑。伯特·海灵格记录过这样一个家庭。在过去的三百年间，这个家族里三个不同代际的27岁男人都选择在12月31日自杀。调查发现曾祖母的第一任丈夫是在27岁的时候于12月31日死亡。他似乎是被妻子和她的第二任丈夫毒害致死。

另外还有一些安妮教授给的例子。

一个29岁的男人，在8月的时候遭遇了一场意外，导致他下身瘫痪。他的父亲也是在29岁那年的8月，正值第二次世界大战，因为在一家玻璃厂做囚犯苦役时的一次意外导致下身瘫痪。

1993年，著名影星李国豪在拍摄电影《乌鸦》时，因为一支手枪意外走火而身亡。在20年前，他的爸爸李小龙也是因为同样的原因在拍摄《死亡游戏》时死亡。[①]

美国总统肯尼迪不顾警告，在 1963 年 11 月 22 日乘坐一辆敞篷汽车穿过人群时被射杀。而他的曾祖父帕特里克同样是在 11 月 22 日死亡，享年 35 岁。

因此，对家族过去的疾病和事件进行针对性研究是非常有价值的。安妮教授发现，当我们在潜意识中去平衡祖先的命运时，我们会经历一个危险的“易感期”。

有时候一些病人在手术前会感到害怕和焦虑。在上述研究的推动下，加拿大的一家大学诊所发现，病人会倾向于选择重要的纪念日作为手术日期，比如已故亲属的死亡日期。依据这个研究发现，医生会为病人选择一些情感上不容易受到刺激，并且没有重大意义的日期来做手术，结果发现手术的并发症和使用麻醉药的需要降低了 50%。

我们由此开始捕捉到更多关于我们家庭内的联结和关系，这些联系同样会影响到我们。随着时间的推移，我们会发现越来越多这方面的隐藏关系。

① 这个例子只能说明父子俩同样是在拍摄电影的过程中死亡。李小龙的死因众说纷纭，医院公布的资料说他是死于“脑水肿”，并指出他对一种止痛药过敏。另外在 2006 年 2 月，美国芝加哥验尸官詹姆斯·菲尔金斯在西雅图举行的美国科学院周年会议上称，医院的解释是错误的。他说于 1995 年被医学界确认的癫痫猝死症（Sudden Unexpected Death in Epilepsy）才是李小龙的死因。有人造谣李小龙是被中国的一些武术家毒死的，但这种说法并无根据。（资料来源：维基百科全书）

第三章

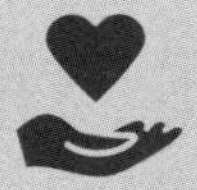

爱、伴侣关系和孩子
——为自己的人生负责

本章主要讲述两性之间的关系问题，同时也是在讲如何做爸爸或是妈妈。我们人生里面所有最重要的人，会建立一个新的系统，也就是现有的家庭系统。在这个系统里，也有一些秩序、原则会影响爱的流动。当这些原则没有被遵守的时候，它们就会对孩子和我们自己产生相当大的影响。

爱与秩序是相互矛盾的吗

似乎每个人都很清楚要如何在亲密关系中实现快乐与满足：那就是通过爱。但通常爱只在关系开始的时候才看得见，跟着就褪色。

为什么会这样？在日常生活中，亲密伴侣之间的不断争吵、争强好胜，让两人都很沮丧、痛苦、失望。很多关系会用理性的理由去终结："我们不再适合对方；我们距离越来越远；这段关系从开始就是错误的；可能下一段感情会更好。”

似乎只有爱是不够的，我们还需要用健康的方式跟对方相处。书店里关于两性关系的畅销书告诉我们：“要开放！要诚实！要沟通！要马上解决冲突！”说得容易，但是否有些东西不是表面上那么简单呢？海灵格说爱要服从“秩序”。爱和秩序似乎代表两个极端，它们似乎互相冲突，而不是兼容的。秩序不就好像筑起一道水坝，把情感隔绝，不让我们接触自己的感受吗？现代生活难道不会被这些秩序限制吗？

生命是充满矛盾的，但真理不会偏袒任何一方。两极化的思考方式，如只分对错，不会带来解决方法。家庭系统排列，让我们对爱和秩序有了全新的理解。如果一个人每次都完全抛弃旧爱，不断寻找新欢，那他最终依然找不到快乐，就好像那些没有安全感的人，把自己终身托付给某段关系却依然得不到幸福一样。两种情况之下，都没有真正的爱。真实的人生，刚好在两极之间。

如果把“爱”和“秩序”提升到同一层面是合情合理的话，那么我们所说的秩序是什么呢？当然不是那种旧社会的礼教秩序，它迫使我们的祖先一生都生活在完全没有爱的摧残人性的婚姻关系之中。那种旧的社会秩序几乎完全地垮台了。但我们审视自己现在的生活时，会发现稳定性在逐渐消失，我们其实每天都生活在没有安全感的环境里。我们会受到伤害，也会伤害到其他人，同时我们也会勇敢地继续生活下去。

但是，有没有一些古老的秩序对我们仍然有用呢？有些秩序是依据生命的基本规律建立的，值得保留。男人跟女人在这个世界上是有性别区分的，不同的性别是为了繁衍下一代。在人基本的生存需要被满足后，繁衍子孙成了人类最强的本能。为保证繁衍的顺利进行，很多文化的规条、秩序都围绕着这个本能建立起来。

利用家庭系统排列，我们能够深入这些秩序并将其可视化，揭露出隐藏的动力和关系的结构。生命的基本主题以相同或近似的方式反复出现在许多家庭系统排列个案中。

健康的亲密关系的一个重要基础，是伴侣之间“付出”（施）与“接受”（受）的平衡。当伴侣一方付出，在他们的关系里面，就创造了不平衡的状态，并导致另一方内心产生补偿的需要。如果接受者回报的话，这种紧张情绪就化解了。如果回报多于付出，就轮到最初的付出方去回报。这种施与受的循环，造成了关系里的正面张力。伯特·海灵格用下面的方式来解释这一现象：

> 亲密关系中的幸福快乐，在于关系里面的付出与接受是否平衡[①]——我们可以用生意的例子来做进一步的说明，平衡（Balance）有另外一个意思，是说我这笔生意的结存多少，结存少意味着利润低；结存越多，利润越高，快乐的程度也就越深。但非常不利的是，做生意的双方会因此更加紧密地捆绑在一起。任何人若想拥有自由，只能少付出，少接受。
>
> 但是，施与受是有限度的，只能限定在对方能接受和回

① 海灵格讲的平衡，英文是 Balance，另外的含义：结存或结余。

报的相等程度之内。如果一方付出多于另一方能够回报的程度，另一方会感觉到很痛苦，承受了过大的压力，反而回报得越来越少，最终令这种不平衡的状态持续恶化。

只有一方付出而另一方一味索取的亲密关系是注定要失败的。到某一时刻，忍受不了这种不平衡状态的一方就会离开，因为不平衡的状态创造了巨大的压力，需要缓解。出乎意料的是，离开或者中断这段关系的人，竟然是那些接受太多的人。

海灵格的说法似乎看起来格外不同寻常：正面的东西需要平衡，负面的东西也是一样。如果一方伤害了另一方，会出现一种内在的补偿需要。加害的一方应做出跟伤害的程度成正比的“补偿”，这会有助于两人之间的关系重整。被伤害的一方，如果要求得到比所受伤害程度稍微少一些的补偿，其实对这段关系是有帮助的[①]。男人或女人，如果太过善良而不去要求补偿的话，例如一个人完全原谅了曾经伤害过自己的伴侣，这种做法实际上反而狠狠挫伤了这段关系。加害的一方丧失了补偿的机会，而补偿的需要还在持续，并没有解决。这样的话，那种不平衡的状态会变得更加严重。而受伤害的伴侣，会把自己当作受害者，通过过快地饶恕将自己置于高出加害者一等的地位，觉得自己是个道德高尚的好人，但事实上并不是这样的。

---

① 这句话非常重要，如果是“你不仁，我也不义”的态度，例如，伴侣一方有婚外情，另一方也找一个情人，只会导致婚姻破裂。

关系中的男性与女性

男性跟女性的能量会在亲密关系中相遇。男性的能量是通过爸爸、爷爷和男性祖先传下来的，女性的能量是通过妈妈、外婆和女性祖先传下来的。如果父子或是母女之间的关系受到损害的话，他们就很难去联结先人给他们的力量。

玛丽在爱情方面是很不幸的。她非常容易结识男性，也很容易开始一段关系，但是没有一段关系是持久的。过了一段时间，她又变得非常孤单。她很羡慕以前的同学很早就找到了伴侣，还组建了家庭。她梦中的男人真的会出现吗？

当这类关系中的难题出现时，我们首先要看看当事人跟同性父母亲之间的关系。现有关系中的很多问题，经常源于我们自己跟同性父母亲的关系。

传统的心理学刚好相反：爸爸跟女儿、妈妈跟儿子的关系才是重要的影响因素，例如：“他仍然很依赖妈妈。难怪他总是跟女人处不好。”邻居平时在背后议论大龄单身汉时总是如此说。但是，对男人来说最重要的不是跟妈妈分开，而是要能够跟他的爸爸联结。要成为男人，只能够从他的爸爸那里得到力量。

玛丽善于引诱男人，并将他们玩弄于股掌之中。但是，她缺乏成熟女性的力量去拥有一段持久的关系。所以，虽然她能成功地吸引男性，但所有这些关系，迟早都会不愉快地收场。那么玛丽跟她的妈妈关系怎样呢？

如果跟父母亲的关系非常紧张的话，通常是因为我们在重复原生家庭系统的模式。这听起来可能不可思议，但其中一个重要而普遍的、扰乱系统的原因，是父母的前度爱情关系（前度伴侣、男女朋友）。这点没有在讲原生家庭的时候讨论，因为它最影响现有关系。

玛丽一向和妈妈相处不好，她更像是“爸爸的小女孩”。玛丽发现爸爸在跟妈妈结婚前，曾经与另一位女人订过婚。经过漫长的争吵，他解除了婚约，跟玛丽的妈妈结了婚。在家里，没有人会提起那个女人。这个话题是个禁忌。

父母亲的前度伴侣也属于原生家庭系统，因为他们的“让路”，我们的父母才组建了家庭。他们若是不退出，我们就不会在世界上出现。如果父母任何一方在结婚前曾经有过一段认真的关系，例如，跟一个人相爱、订婚或有前度婚姻，那这位前度伴侣也属于原生家庭系统。在很多家庭中，谈论过去的关系是不愉快和尴尬的，所以成员们选择避而不谈。但如果那位前度伴侣被中伤或被遗忘的话，就会被下一代中的某个孩子所代表。

个案：在玛丽的排列个案中，她站的位置与爸爸非常接近，两个人都感觉到联结得非常好，而且相互微笑。从他们那里，我们看见了一丝诱惑与性的味道。另一方面，玛丽感觉自己与妈妈之间相当疏远。当爸爸的前度伴侣在排列个案里面出现的时候，这个未婚妻跟玛丽微笑着看着对方。

为了验证玛丽在家里是否代表了这个未婚妻，治疗师要求她们交换位置。当前度未婚妻站在爸爸的旁边时，爸爸的感情立刻就明朗了，因为他们无法停止望着对方。在家庭里没有人知道的情况下，玛丽代表了爸爸的前度未婚妻，所以我们完全不奇怪她站得跟她爸爸如此接近，甚至让人感觉她根本不像女儿。她跟妈妈间的恶劣关系也变得容易理解了，因为妈妈潜意识地把玛丽当作对手。

要去缓解这种紧张气氛，第一个重要的举动，就是在现有家庭里面，给予前度未婚妻属于她的位置。爸爸被要求对着她稍稍鞠躬，对她说："在我心里，你是我的第一个爱人。"然后他介绍他的妻子和孩子给前度未婚妻，他说："这是我的妻子，在离开你之后我娶了她。这是我的孩子，我们生活在一起。请你为我们感到开心。"这个前度伴侣感觉到被敬重，而且被接受、承认后，便用一种和善的方式看着玛丽的爸爸和他的家人。

然后爸爸看着玛丽说："现在，我的前度未婚妻已经接受了在我们之间的位置，你也可以做回一个孩子了。你只是我的女儿。"同时指向玛丽的妈妈说："而她是你的妈妈。”玛丽对着妈妈深深地鞠躬，并且对她说：“我敬重你是我的妈妈，我只是一个孩子。”妈妈用一种友善的眼神看着玛丽，玛丽感觉到接近妈妈的冲动。最终她们走向前，深深地拥抱了对方。

前度伴侣在现有的家庭里面，通常是被孩子们所代表。像玛丽那样的孩子，她代表了过去的伴侣，而且她跟爸爸之间拥有非常特殊的关系。因为这样，她暗自感觉自己比妈妈更加优越。妈妈从孩子那里感受到这种隐藏的傲慢，于是疏远了孩子。玛丽只有在归还了前度未婚妻在这个家庭中的位置后，才能摆脱与父亲间的特殊关系，找回真正属于自己的位置。这就是为什么玛丽的爸爸要敬重他的前度未婚妻，并且对她说：“在我心里，你是我的第一个爱人。”

为了修复玛丽跟妈妈间的关系，非常重要的一步，是玛丽必须承担起她作为正常孩子的角色，并且说：“我敬重你是我的妈妈，我只是一个孩子。”鞠躬可以帮助表达这种敬重，同时它也反映了玛丽为她以前的傲慢而补偿的渴望。

有时候，孩子跟父母之间的关系有太多的障碍，以至于这些孩子的代表必须要跪在地上，扣头（五体投地式的跪拜）[①] 去请求

① 这种是海灵格特有的治疗仪式，但必须了解的是，只有在当事人自愿自发的前提下才有用处。这种行为的关键目的是表达内心最深的敬重。同时要注意文化差异，在很多国家和文化中，最深的敬重是用不同的方式表达。强迫进行这种治疗仪式，不顾文化差异，会有反效果。经验显示，在中国，鞠躬已经足够。

重新成为父母的孩子。用这种方式，才能够疗愈破碎的关系。

同样的动力，也会在妈妈、儿子跟爸爸之间找到。例如，有个妈妈在她跟现在的丈夫结婚以前，跟一个男性有过一段紧密的关系。同样，不管是年轻时的爱情、订婚或是真正的婚姻，她的儿子都可能代表了她的前度伴侣。这种情况会造成一种结果，就是妈妈跟儿子间非比寻常的关系把父子之间的关系打乱了，使得父子间更像是竞争对手。系统排列能把这些现象呈现出来，也就是儿子所承担的作为丈夫的特殊角色。只有当前度伴侣在排列中被带进来，同时在整个系统中取回适当的位置，儿子才能够脱离这个角色的负担。

孩子跟父母的关系，如何才能够得到强化和疗愈呢？有一种特殊形态的系统排列，能够给予儿女力量，让正面的男性或女性的能量流动。但是有两个前提：第一，必须首先消除干扰因素；第二，主要的纠缠必须已经被化解。

这个系统排列方法，是妈妈站在女儿的背后，外婆站在妈妈的背后，在外婆的背后又站着曾外婆；同样，爸爸站在儿子的背后，爸爸的后面站着爷爷，爷爷的身后站着曾祖父。最有效果的是，七位先人站在一条直线上，每个人都好像要依靠身后的那个人，同时感觉背后传来非常强而有力的支持。

当父母两边的所有同性亲属一齐站在孩子的背后时，效果会更加强烈。换句话说，爸爸要站在儿子的身后，还有孩子的祖父、外公、曾祖父辈所有的男性。同样，妈妈要站女儿的身后，再往后站着祖母、姥姥，然后是四位曾祖母辈的女性。孩子站在最前面，闭上眼睛，去接受每一代人传递而来的女性或男性能量。

如何做父母

男与女之间的联结，本身不是目的。它的目的是创造下一代。除非受到阻碍，否则繁衍下一代产生的自然的满足感是我们作为生物的本能。

个案：玛丽是位单亲妈妈，她有一个七岁的孩子叫作迈克尔。她曾经跟孩子的爸爸安德鲁一起生活。他们两年前在一场吵架后分手。玛丽告诉朋友："其实，他从来都不适合我。"他们分手以后的第一年，安德鲁还会和玛丽一起照顾迈克尔，之后便停止了探访。为了养育孩子，玛丽必须不断向安德鲁要钱。玛丽的评价是："男人就这副德性，但我的迈克尔会完全不一样，我会保证他长大之后，不会像他的爸爸。"虽然有这个"意愿"，但自迈克尔进入学校后，她跟迈克尔之间的问题却持续不断。他变得过度活跃，无法集中精神上课，而且经常欺负其他的孩子。

我在工作坊里遇见过很多类似的单亲妈妈，好像越来越多的爸爸在婚姻失败以后，会找出各种借口逃避他们养育孩子的责任。在玛丽的排列个案里面，这种动力被呈现出来。

在玛丽的排列个案里面，迈克尔站的位置离他的妈妈很近。孩子的爸爸安德鲁站得非常远，面对不同的方向。他感觉到自己似乎被玛丽推开了，而且非常恼怒；迈克尔觉得自己站得跟妈妈太近了，也觉得很恼怒。玛丽感觉自己没有得到安德鲁的肯定、接受，也觉得非常愤怒。（注意：虽然我是用名字来称呼这些人的，但在真正的个案里面，其实全是代表在工作。）

当玛丽从旁观察她的排列个案时，治疗师问她，她的代表呈现出的这些愤怒，在她跟安德鲁的相处中能不能找到对应的原因？在排列里面，这类愤怒的产生通常是由于曾经有过非常困难的遭遇，或者是有情感上的伤害。玛丽回答道："没有特别的原因。"那么在这种情况下，这样强烈的愤怒意味着它通常是从原生家庭里的一个成员那里接收过来的。

为了化解这个冲突，玛丽首先要面对安德鲁，轻微地鞠躬表示接受、肯定对方，然后慢慢地对他说："我感谢从你那里得到的一切，而我给你的东西，你也可以保留。我们的关系无法持续，我会对我那部分原因负责，同时我也让你去为你那部分责任负责。在我的心里，你是我的前夫。通过我们的儿子，我们仍然联结在一起。”

安德鲁也向玛丽鞠躬，并且说了相同的话。通过这些言语和行动，双方大部分的紧张情绪已经被化解。当安德鲁注意到自己仍然感到有些痛苦、愤怒时，玛丽就可以看着他，非常坦然地说：“我很抱歉。”这样，安德鲁的痛苦和愤怒也化解了。现在两个人能够站在对方的身旁，一起平静地看着他们的儿子。

一段关系的持续或结束离不开伴侣间的相互敬重。尤其对于有孩子的伴侣来说，分手后的敬重是格外重要的。否则，孩子就会变成父母之间紧张关系的受害者。而和平的分手是怎样的呢？每段分手都是痛苦的，人必须面对这个事实。那么，如何才能够有尊严地完成整个分手过程呢？在玛丽的个案中用到的一些话语，给出了比较好的解决方向。

“我感谢从你那里得到的一切，而我给你的东西，你也可以保留。”这样的话，双方的注意力就会放在正面的共同经历上。特别是在一段长久的关系里面，伴侣双方其实共同经历了很多苦与乐，除了负面的东西以外，爱也在相互流动。就算之后变成了失望，但在关系开始的时候，希望、梦想和愿望，是大家共同分享的东西。正面和负面，同样值得我们去感恩。

“我们的关系无法持续，我会对我那部分原因负责，同时我也让你去为你那部分责任负责。”这句很简单的话语，可以化解很多紧张的情绪。它把一个很简单的事实呈现在我们眼前：婚姻的失败，永远是两个人的责任，不存在其中一方完全是无辜受害的情况。但大部分人忘掉了这个事实，尤其在分手的时候，他们内心充满了无辜、愤怒的感觉。看着对方的时候，只顾着清算对方犯了多少错，将一切过失全部推给对方。一个小时后，我们的情绪改变，开始责备自己。假设我们承认自己也有责任，那么伴侣就更容易承担他们的责任。这样的话，两个人就可以从无尽的推诿中解放出来。

“在我的心里，你是我的前夫。”过去的伴侣，也属于系统，他们不能被随意地排除在外，他们仍然要以被爱、被敬重的方式在我们心里有个位置，这样对于伴侣双方都是件好事。由此，前度伴侣就没有必要被后来的孩子代表了，因为在系统里面，这个伴侣已经有了他自己的位置。这样一来，人就可以慢慢地随着时间的推移，跟他的前度伴侣保持距离，而且为对方的新生活而开心。如果和前度伴侣有了孩子，双方又想要分开，那么保持疏远的关系是不可能的。因为孩子是一条线，联结着父母双方，这种联结是不能被化解的。玛丽最后的那句话，表达了这部分真相，那就是：“通过我们的儿子，我们仍然联结在一起。”

如果父母之间的事情没有处理好的话，就会给孩子带来相当大的负担。孩子通常会觉得夹在父母之间，有种被分裂、撕裂的感觉，就好像他们必须选择父母中的一位。任何想要拉拢孩子去对抗另一半的家长，实际上都是为了自己的目的而深深伤害了孩子。为了更好地说明这一点，我们将继续探讨玛丽、安德鲁和迈克尔的个案。

玛丽站在安德鲁的身旁，迈克尔面对着他们，玛丽对迈克尔说："我跟你爸爸间的问题，我们自己会处理好。"迈克尔长长地舒了一口气，显得很放松。玛丽继续说："你只是一个孩子，你有我作为你的妈妈，同时他仍然是你的爸爸，你不需要在我们之间选择，你可以同时拥有我们两个人。"当迈克尔听到这些的时候，他很明显地更加开心了。他看着父母，对他们说："我接受你们两个是我的父母，你们之间的事情不是我的问题，我只是个孩子。"

必须在父母中二选一是孩子所面对的无法解决的两难问题。孩子们被迫地进入一种状况，像成人那样做决定。任何一个曾陷入这种困境的孩子在成年后往往都很难做出决定，即使是日常的小决定也会唤醒内心过去的痛苦。

孩子永远是对父母双方都忠心的。表面上他可能决定了只对其中一位忠心，但在内心深处，或者通过一些行为的表现，他仍然跟父母的另外一方保持着非常紧密的联结。这就是为什么夫妻在分手后，孩子必须被允许去接触父母双方，而不是被卷入争吵与冲突之中。父母之间的关系，他们的问题和不满，是属于他们自己的，跟孩子没有任何的关系，孩子也不应该介入。

只要玛丽不敬重迈克尔的爸爸，同时希望迈克尔站在她自己的那一方，那么迈克尔就会觉得自己被撕裂了一样，所以怪不得迈克尔在学校表现得非常有攻击性。在排列里面，玛丽用话语化解了迈克尔的负担，她说："你只是一个孩子，你有我作为你的妈妈，同时他仍然是你的爸爸，你不需要在我们之间选择，你可以同时拥有我们两个人。"迈克尔现在知道了他不需要在他们两人之间做出选择，而是同时拥有父母两人，对于他来说这是最重要的事情。

孩子们跟父母是永远地联结在一起的。孩子是父母爱的结晶，通过孩子把这种爱表现出来。如果男人不敬重他的妻子或是其他女性的话，那么他同样不会尊重女儿身上女性的那部分。同样，如果女人不尊重她的丈夫或其他男性的话，那她也不会尊重儿子身上男性的那部分。这就是为什么敬重自己的前度伴侣是非常重要的。

作为伴侣和作为父母的秩序，哪一个优先

养育孩子是父母共同的责任。如果男人在女方生产后让她独自养育子女，那么他就是在逃避自己的责任，违反了公平原则。他的内在权威会维持平衡，要他付出代价。

通过孩子们，父母之间创造出非常强烈的联结，而且比以前

建立的其他联结更有优先权，无论这些早先的联结是与他自己的父母建立的，还是来自前度伴侣关系，也无论那段关系是否仍然继续。

比如一对夫妇，他们一起生活了很多年，但是没有孩子。这个男人有了外遇，而且跟那个女人有了孩子。因为这个新的联系，男人应该离开他现有的关系，跟那个女人和孩子在一起。即使他决定维持现有的关系，但实质上已有的夫妻关系已经终结，开始的是新的关系。

因此，每段婚外情，包括有性无爱的关系，都有通过孩子建立起新联结的风险。这样会帮助我们理解为什么只有一点点婚外情的苗头，都会引发现有伴侣非常强烈的忌妒。每段婚外情都有导致怀孕的危险，这种危险是指新的联结出现，代替了现有的关系。无论是何种程度的“欺骗”伴侣，都可能会导致这段关系破裂，没有例外。从这点来看，伴侣间的忌妒跟恐惧、愤怒和其他感觉交织在一起，便也不足为奇了。

在家庭系统排列个案中，亲子之间那种强烈的联结是可以被呈现出来的。作为亲生父母这个事实，已经足以形成跟孩子永久的联结。这种联结在孩子跟父母之间——就算爸爸跟妈妈只是短暂的邂逅——已经出现了。这个联结的力量对于爸爸、妈妈是同等的。虽然从表面上看，孩子可能是被父母中同性的一方所吸引，但是在更深的层次，孩子对父母的忠诚是同等强烈的。

一般情况下，孩子最好是被双亲共同抚养。如若不能，孩子最好是能够交给父母中能够尊重前度伴侣的一方。孩子给爸爸抚养其实一样好。如果父母双方都不可能去照顾孩子，那么次佳的选择是爷爷奶奶、外公外婆。再次一些，是其他亲人，例如父母的兄弟姐妹。因为亲子之间有着强烈的联结，切断它会产生很多问题，领养孩子只在很极端的情况下才有好处。话虽如此，如果养父母能尊重亲生父母跟孩子之间的联结，那也不失为一个好的替代选择。

伴侣之间的爱，为爱护孩子提供了肥沃的土壤，而在家庭里面，伴侣之间的关系是先于孩子的。伴侣占第一位置，其次才到孩子。孩子的身心健康，其实取决于父母之间的关系。有时候父母会把孩子放在优先的位置，但这样一来，无论对孩子还是他们自己，都没有任何好处。当孩子优先于父母的伴侣时，会损害双亲之间的关系，同时也损害亲子间的关系。

在一个排列个案中，成为战俘的爸爸从集中营带着重病回家。同时，他的孩子因病在相隔千里的医院里接受治疗。妈妈想去照顾孩子，但最终还是留在了她病重垂危的丈夫身边。最后，孩子在没有妈妈照料的情况下死去。为此，这个女人决定永远不会饶恕自己和她的丈夫。

而当她在排列个案中向孩子吐露心声时，好的转变发生了。她对孩子说："你病了，可是你的爸爸也病了。我跟他在一起，因为他是先来的。"对于孩子来说，这是可以接受的。她也跟丈夫说了同样的话。突然间，她的罪疚感消失了，她跟丈夫间的关系也改善了。

这是一个极端的例子。正常情况下，为了孩子的健康着想，父母是乐于做出牺牲的。而如果父母分开，或者双方都找到新伴侣的话，秩序就会改变。父母对孩子的爱会优先于对新伴侣的爱。如果这个秩序没有被注意的话，那么新关系的发展会非常困难，也会遇到很多麻烦。我们经常看到新的伴侣并没有尊重这个爱的优先次序，他们期望得到最重要的位置。但是，这种变化只有在伴侣双方有他们自己的孩子后才会出现。对于新在一起的伴侣来说，一方已经有了自己的孩子是非常棘手的。但是，只有在这种优先次序被充分地尊重后，所有的人才会轻松。我工作坊里的一个例子说明了这个现象：

个案：一个男人新交的女朋友有个四岁的儿子，他非常清楚地看见自己的位置是次于这个孩子的，而且他也的确不想破坏这个秩序。从一开始，儿子就没有忌妒这个男人，就算男人晚上来到女人的家里，让孩子失去了在妈妈卧室睡觉的机会，孩子也只是稍微抱怨了一下，没有做出过分的举动。因为男人的态度，所以即使有时候被替代了一段时间，儿子仍然保持着轻松、友善的态度。他们之间只有相互的理解，而不是冲突。

有一个重要的事情要注意——孩子不能够插手伴侣之间的关

系。男人跟女人间的关系是非常特殊的，而孩子不能用任何方式去介入。

另外，还有一个秩序是伴侣关系成功的重要因素。海灵格曾说：

> 夫妻关系要想成功的话，伴侣双方都必须离开他们的原生家庭。不只是离开父母的住所，而是双方都必须放下各自家庭内的某些价值观，和伴侣找到对于他们来说最好的、新的价值观。在这个新的价值观的作用下，伴侣间才可以维持良好的关系。但有些人会说："我的家庭很好，是我伴侣的家庭不行。"这对夫妻关系是一种毒害。结婚不仅是和一个特定的对象结婚，同时也要接纳对方的家庭。这意味着我们必须去敬重、爱护伴侣的家庭，就像爱伴侣一样。只有这样，爱才能长久延续。

没有孩子

如果伴侣能够生育，但决定不要孩子，这会削弱他们之间的联结。想要孩子但不能够拥有，是非常艰难的命运，但如果双方能共同面对这种现实的话，反倒可以把夫妻关系拉得更近。另一方面，只有一方不想要孩子或者是无法生育的话，他并没有权利阻止想生孩子的一方离开，跟其他的伴侣结合。在这种情况下，一方必须让另一方走。海灵格曾说：

> 一般当我们选择了一件事情，就需要放弃其他的东西。我们选择的是将被实现的……如果我们不去敬重那些没有被实现的东西，那么我们已经选择的那部分也会失去原有的分量，变得轻浮。如果我们敬重那些没有被实现的，就算我们选择不去做，我们仍然能够为已经选择的增加一些分量。女人如果有意识地决定不要孩子，而且能够意识到这样的决定所造成的损失，同时接受它，那么她仍然能够保持她的女性力量。在这种情况之下，有意识的放弃反而可以得到一些东西。当敬重没有选择的那部分时，它就会对我们产生正面的影响。

在选择人生道路的时候（如成为父亲或母亲），另外的选择同样要被敬重。女性如果决定不生孩子的话，就应该去敬重做出另一选择的人。当一个人愿意去接受放弃一些东西所带来的痛苦和损失时，他就会成长。

跟前度伴侣的联结

爱情失败，关系终结，跟伴侣分手，找到新伴侣，新的关系又开始了。我们如何能建设性地处理与前度伴侣的关系呢？让我把上一个章节所讲的更加深化一些。

个案：蓝妮和她的伴侣约翰分开了，现在跟她的新男朋友罗兰住在一起。罗兰非常忌妒约翰，对他只有负面的评价。为了二人间不生嫌隙，蓝妮同样负面地评价约翰。

蓝妮跟罗兰的关系，开始的时候很快乐，但两个人之间的不满却日渐增多，而且双方都不知道关系为什么会变得那样酸苦。

新的伴侣关系开始的时候，双方必须互相尊重彼此的前度伴侣，否则便会损害现有的关系。蓝妮在对前一个伴侣做出负面评价时，便在无形中损害了自己与罗兰的关系，就算是罗兰鼓动她这样评价约翰也是一样。当前度伴侣被抹黑时，新的伴侣会知道，在某种程度上，自己未来也可能会遭到同样的命运。蓝妮把这种紧张情绪带进了她和罗兰的新关系里面。

新伴侣永远会潜意识地、暗地里对比他先来的人表示忠诚——在蓝妮的个案里，作为男人，罗兰深知自己与约翰并没有什么不同。同样地，如果罗兰非常负面地评价自己的前度伴侣，在几个星期的激情过后，蓝妮也会想起，他是怎样看待女人的。出于对同性的忠诚，后来者有时候会不允许自己完全地去爱或者相信新的伴侣，因为他们觉察到，自己也会像他的前度伴侣一样受到不公平的对待。

重要的是要敬重新伴侣的前度伴侣。如果前度伴侣被贬低、被藐视，新的伴侣会以为自己比对方的前度伴侣要高人一等，行为上也表现得好像确有其事一样。

在排列个案中，约翰站在蓝妮的旁边，但转身不看她。罗兰紧挨着蓝妮站在另外一边，两个人都感到距离实在太近了。为了缓解他们之间的紧张关系，蓝妮要离开罗兰，同时看着约翰，对他稍稍鞠躬并且说："我尊重你是我的前度伴侣。"约翰听了之后觉得很开心，而蓝妮说完也觉得自己轻松了许多。然后她指向罗兰，像要把罗兰介绍给约翰似的说："这是我的新伴侣，请为我们感到开心。"虽然约翰能够很开心地面对蓝妮，但他仍然不能够以友善的方式看待罗兰。

罗兰仍然觉得十分忌妒。下一步，罗兰站在约翰的面前，对他稍稍鞠躬说："你比我先来，我在你之后，我尊重你和你的位置。"说完之后，罗兰感到没那么忌妒了，同时，约翰也能用友善的态度去看待他。

在蓝妮非常真诚地尊重约翰作为她的前度伴侣后，他们终于和解了，也跟自己和解了。现在，前度伴侣可以很友善地看待他们新的关系，同时希望他们一切安好。

鞠躬和说出上述话语，对于罗兰来说同样重要。第一个伴侣占有第一的位置，而其他人则依照他们出现的先后顺序来排位，每个人跟他们的位置都必须被尊重、接受和承认。这不是“好”与“坏”的问题，也和谁优谁劣无关。任何想要提高自己的位置，或者想显示出自己比前度伴侣更加优秀的人，都只会制造紧张情绪，同时伤害新的关系。前面的例子中，不管是罗兰还是约翰本人，都没有真正出现在系统排列个案里面，但是最终的解决方法，却会同时影响他们两个人。

若是得知对方在他之前有一个或是多个伴侣的话，新伴侣可能会想，如果他是第一该多好，而事实上，他可能是第二、第三或者第四位。人生就是这样，重要的是看清这个事实，同时接受它。一个人如果不能尊重先来者的位置，他其实把新的关系也埋葬了。如果伴侣双方都表现得好像前度伴侣不存在似的，那他们实际上是在欺骗自己，同时搞乱了现有的关系。

所有的前度伴侣都属于一个更大的系统。在家庭里面，现任和前度伴侣之间的紧张情绪，可以通过排列的方式呈现出来，同时得到解决。拥有合适位置的前度伴侣经常会变成一股支持力，一股能量的来源。作为前度伴侣，他们是先来者，适当的位置意味着他们被尊重。每人都有自己的位置。

过去的伴侣中，有哪些人跟现有的家庭系统有关呢？其实只要建立起联结，他就已经属于这个系统了。夫妻、未婚的伴侣或者其他有重要亲密关系的人都会被囊括其中。如果你跟某个伴侣有孩子的话，那这个伴侣也属于系统，即使这个孩子只是一夜情的产物。当两个人有了性关系之后，不管有没有爱，联结已经诞生，与个人意志无关。海灵格在描述性关系意义的时候，有以下的说法：

> 有些人觉得“性”是一件坏事，但其实它是一种非常强烈的、无法抗拒的本能。“性”排除万难去推动及延续生命。从这种角度来看，“性”比“爱”更加伟大，尤其是以爱的名义来进行的时候。

在家庭系统排列的发展过程中，我也看见过就算没有性关系，人与人之间也产生了很深的联结。这通常会在青少年时期发生。少男少女不一定有性关系，但是他们之间已经建立起很深的联结，并且这种联结有可能被性关系所强化。他们的内心被初恋的爱情所占据，以至于后来者几乎没有任何机会介入其中。在排列个案中，解决这些前度关系是非常有用的。

海灵格对这个观点持怀疑的态度。根据他自己的经验，伴侣之间永久的联结，只有在他们发展出性关系后才会出现。他认为忘记不了初恋情人只是一种借口，心里实际上是想着要离开现有的伴侣。根据海灵格的说法：这其实是对现有伴侣的一种拒绝，而且可以通过排列将其曝光。

通常，家庭系统排列会给我们带来一幅“初恋”的美丽图画。

初恋有可能发生在十年、二十年甚至三十年前，但代表们依然会深情地互相对望，眼睛里闪烁着光彩，你可以看到他们互相间的吸引力有多大，而且是持续的吸引。这种惊人的联结在家庭系统排列下是那么的清晰明了，而当事人在做排列之前，并没有意识到他跟过去有这么强的联结。

第一段关系里面的联结①通常是最强烈的。随着关系的终结以及新关系的开始，每一次新关系中的联结力量都会逐渐减弱。但是伴侣之间的联结与伴侣之间的爱，完全是两码事。海灵格说：

> 第二段爱情关系，不会有第一段爱情的那种深度。既不可能，也不需要。这不是说，以后的关系不会比之前的关系开心，或者感受不到同等热烈的爱。爱，在第二段关系中可能会比在第一段关系中更强烈，更深刻。只是不像第一段关系的联结那么深厚稳固。

家庭系统排列重复说明了过度依赖与成熟的关系是相悖的。这种依赖性放在亲子之间没有什么问题，但不适用于成人之间。如果有人说，没有这个伴侣不行（“如果你离开我，那我就活不下去了”），这其实加重了关系的负担。世界上不是只有一个真正的伴侣。用海灵格的话来说：我们很少能找到“理想的丈夫”或者

① 联结（Bond）是指两个人关系的稳固程度，跟爱情的深度没有关系，这是海灵格的家庭系统排列的一个中心概念。

是“理想的太太”。通常找到一个“好男人”或“好女人”就已经足够。但是伴侣有时候会跟对方过度交织在一起。从某种程度上讲，每个人都很依恋伴侣，就好像孩子依恋父母一样，没有对方的话，会感觉到自己很无助、很脆弱，很容易受到伤害。

在一次家庭系统排列中，丈夫跟妻子面对面看着对方。男方的妈妈和女方的爸爸，在他们各自的后面站着。男人先转身，看清楚谁是妈妈、谁是妻子。然后他对妈妈说：“你是我的妈妈。”接着对妻子说：“你是我的老婆，你的爸爸站在你身后，我只是你的丈夫。”然后，妻子也对丈夫说出同样的话语。

伴侣关系中，有时候非常有必要这样去区分清楚。把这些话语大声地表达出来，有助于深入理解现状，同时让伴侣双方都放下一些不必要的负担。

有时候对自己的伴侣过度负责，甚至愿意去承担伴侣整个原生家庭的负担，这种做法反而妨碍了一段成熟的关系。如果双方都背负了很重的家庭负担，最好的做法是，男人向女人鞠躬并对她说：“我尊重你，尊重你所承担的负担，而我让你自己去承担它，我只是你的丈夫（男朋友/爱侣）。”然后，轮到女人向男人鞠躬，同时说出相应的话。这样并不会让他们疏远，反而给了双方自由的喘息空间。

一段关系产生一个联结，而每一个联结都寻求长久的联系，也就是“婚姻”。如果伴侣一方希望结婚，而另一方不想要的话，那就是说，两个人的关系其实“生病了”，会损害这段关系，令它失败。海灵格曾经问过一些拥有长久关系而并未结婚的伴侣：“你们为什么不结婚呢？是不是在等待更好的对象？”

承接过来的纠缠和感觉等系统问题，也会影响我们选择伴侣。这种影响力是巨大的。大多数人会寻找到“切合”家庭影响的伴侣。在最好的情况下，伴侣会带给对方保护和安定；而在最差的情况下，他们不能够忍受对方，关系会破裂。

海灵格警告人们不要在分手的时候责备对方：

> 分手的时候，不能把责任全推给对方。通常一段关系的终结，是因为每个人其实都跟自己的原生家庭有些纠缠，也许这个人选择了另一条道路，或者被引领、吸引到另一个人那里去。但是，如果有一方被责备的话，双方都会生出一种错觉，那就是：如果当时做出了别的选择，那么这段关系就不会沦落到今天这种地步。这样一来，真实情况的深度和广度就无法得到充分的认识，双方转而去责备对方。解决的方法是，双方都要去接受关系结束所产生的深切的痛苦和哀伤，每个人都要承担导致分手的自己那部分的责任。

几乎每一段分手都是非常痛苦的。除了寻找责备的对象以外，自我（Ego）还会生成另外的机制去妨碍我们感受分手的全部痛苦——这就是愤怒。愤怒是一种感觉，比痛苦容易忍受。只要保持愤怒，就不会感觉到痛苦和失落。只有当一个人放下愤怒、停止责备对方，才能够面对痛苦、伤心和失落。

堕胎

堕胎在德国以及其他很多国家，都是意识形态战场上争辩得最激烈的题目之一。从“我的身体是属于我的”，到“堕胎是谋杀”，种种立场都存在。有了系统排列，我们就可以暂离意识形态的世界。一个人在排列的个案里面看见被堕胎的孩子的代表后，他会用新的眼光和不同的角度去看堕胎的争论。堕胎的影响，可以通过排列个案中代表的反应呈现出来。通过这种尝试，我们可以找到解决方法的必要步骤。

被堕胎的孩子属于现有的家庭系统，也就是说，被堕胎的孩子会加入排列中。但是，被堕胎的小孩并不属于原生家庭系统。也就是说，如果我的父母有一个被堕胎的孩子，那么这个孩子不会被排列在我的兄弟姐妹之间。这是父母的决定，是属于他们的问题，一般来说与孩子没有什么关系。

个案：雷蒙德和艾琳已经有了三个孩子，最近艾琳又怀孕了，但他们不想再生孩子了。双方都相信最好的解决方法是堕胎，而且他们真的做了。堕胎之后，一开始艾琳的状况不是很好，但她很快又恢复了正常。她对自己说："我这样做对所有人都好。"但是她和雷蒙德之间的关系突然变得很糟糕，他们不能像往常那样愉快相处，并且向对方关闭了自己的内心世界。

家庭系统排列显示出，在西方文化里，堕胎通常被认为是错误和有罪的。而被认定为"错误的"行为，往往会被心灵压制，造成人们对此避而不谈的局面。但是，人们的内在权威并不会被理由或论据所说服，它独立动作，会去寻求"偿还"或者"赎罪"来达到平衡。有时候，堕胎会用付出代价的方式来偿还，例如关系的破裂、伴侣之间性生活的中断。另外，当伴侣一方想堕胎时，他们经常会说些负面的话："我不想要你的孩子。"

在排列中，艾琳和雷蒙德的被堕掉的孩子被排列了出来。他站在艾琳跟雷蒙德的背后，感觉到非常寒冷，仿佛自己跟父母之间被隔断了。

治疗的第一步，是治疗师把孩子带到他们的面前，让他们能够看见孩子。当雷蒙德看着孩子的眼睛时，他变得非常伤心；而艾琳在开始的时候仍然不想看这个孩子。但是这个孩子现在感觉到好一些。然后治疗师让孩子坐在地上，背靠着他的父母。

艾琳还是感觉自己跟这个情况完全切断，好像完全感觉不到这个孩子。似乎在艾琳跟这个孩子之间有些东西需要清理。当治疗师询问她时，艾琳表示她在心底还是在责备雷蒙德，因为雷蒙德并没有尝试去阻止这次堕胎。她说："我责备你，因为你没有阻止这次堕胎。"

艾琳似乎拒绝承认自己的那部分责任，这就是为什么雷蒙德接着对她说："我会承担我这部分的责任，我也让你承担你的责任。"艾琳对雷蒙德说了同样的话语，之后，他们就能比较轻松地并肩站在一起。

然后艾琳看着她的孩子说："你是我的孩子，我们把你堕掉了。你给了我一个人能付出的所有，就是你的生命。如今你已经离开了我们，而我会承担自己的罪疚感和自己的责任。"说了这些以后，艾琳更加痛苦了。然后她说："现在，我在心里面给你一个位置。"父母双方看着孩子，感受到了内心的伤痛。雷蒙德握着艾琳的手说："让我们一起承担吧。"如此，孩子感到自己被父母重新接纳，并终于获得了安全感。

堕胎之后，父母若是想达到内心的平静，那么被堕掉的孩子必须在父母的系统里面拥有自己的位置。开始的时候，最重要的是把孩子看作独立的个体。当一个人用心看着孩子的眼睛，接触自己的内心，痛苦便会涌上心头，伴随着失去、内疚、爱恨交织或其他情感。父母必须面对这种痛苦，接受它的治疗。然后，父母还必须接受自己的责任和罪疚感，才能继续走下去。

如果伴侣一方想堕胎并强迫另外一方接受，那么另一方会暗地里坚持自己“无罪”并把对方视为“有罪”，而且不可原谅。在这种情况下，最好是让每个人都去承担自己的那份责任。其中一句有助于缓解双方痛苦的话是：“让我们共同承担这个责任。”

在我的工作坊中，经常会遇到有些人想逃避这样做。例如，有些人会说：“自从那次之后，我们已经平和地了结了堕胎的事情，这已经不再是个问题。”或者出现另外一种逃避真相的态度：“两年前，我曾堕过一次胎，现在我又怀孕了。我感觉不到任何问题，因为那个孩子现在又回到了我身边。”这种态度，是逃避正视被堕掉的孩子，不去承担自己的责任，也不去感受自己的痛苦的表现。但是，一旦被堕掉的孩子被正视，就可以采取后续的重要治疗步骤。

海灵格曾经在这样一个排列个案后，对父母亲如此说道：

> “痛苦是需要一些时间才会到来的。在孩子的面前给这份痛苦一个位置，让它表现出来。一个人也可以在人生的一段时期内，给予孩子一个位置。例如：在你思想的眼睛里（Mind’s eyes，也可以说是利用想象力），你可以把兄弟姐妹介绍给这个孩子认识。过一段时间，可能是一年后，你向他

介绍这个世界是如何的美丽。然后这些必须终止。罪疚感在一段时间后必须过去，然后就不需要提起这件事了。这个孩子会有自己的命运，你也可以面向自己的未来。”

另一个例子：

个案：在一次工作坊的休息时间，有个参与者说起了自己破裂的关系，他说：“我们大部分时间都在为了那条新养的狗吵架。”作为一个笑话，这位参与者说：“可以把这条狗也放在家庭系统排列个案里面。”我们很清楚，这条狗站的位置，应该会在主人的脚下。

后来，在同样的排列个案里，堕胎的问题出现了。在他们分手的前一年，这对夫妻曾经有过一次堕胎经历。被堕掉的孩子的代表，坐在夫妻俩的中间——就像那条狗一样。这对夫妻在堕胎以后很快就养了这条狗。而正是这条狗引爆了他们的冲突。

在排列个案里面，夫妻之间若是不能和解，有时候堕胎就是原因。只有当堕胎事件被提到明面上，且伴侣双方选择共同面对并承担起自己的责任时，才能找到和解的方法。

控制与关系的本质是相冲突的

在本章结束的时候，我会用海灵格在 1995 年的一个访问中关于亲密关系的片段做结尾。

提问：我想问一个亲密关系方面的基本问题。家庭系统排列里展现出越来越多破碎家庭、关系破裂的案例，我们也看见了越来越多的前度伴侣关系以及夫妻生活变得更加混乱。您觉得是哪些原因导致了此类现象？又会存在哪些转机呢？

海灵格：对于我来说，无论我们是否了解关系破裂的原因，或者将来的趋势为何，我们都要正视这个现象。我不会去评判它们。如果这种发展趋势持续下去的话，我会假设其中暗含着一些秩序，它自有其道理，任何人都不可能违反秩序。如果一个人认为他根据某些原则，必须用某种方式去“还原”事物的原状，他是在否定现实，而不是承认真正的发展。

提问：似乎您的工作方向强调了联结这个元素，是因为它影响现有的联结吗？

海灵格：我展示了这些联结的存在，但是工作的目标并不是要去强化这些联结。如果是这样的话，那我就过于狂妄了。我只是向其他人展示这种动力。至于能否在他们的人生道路上帮到他们，我就不得而知了。但这并不重要，因为我所做的只是去寻找事物背后的秩序，同时把剩下的事情交还当事人自己处理。但是，我认为关系的失败，必然在人性的集体发展中有些意义，就好像人必须让自己跟自然界分开肯定是有一定的意义一样——这些意义是什么，我不知道，也不想去知道。但是，我会跟随人性的发展去变换，接受它的本质。这也是为什么我无意使用一些手段去“还原”早已不适应当下的事物。

提问：您说您跟着人性发展去变换，您可以预见发展的方向吗？

海灵格：不能。跟着河水漂流的人，不会知道河水流向哪里，他只是跟它一起在漂流。

提问：对您来说，爱情、性跟亲密关系之间有怎样的关系呢？如果有人进入了一段亲密关系，他们要做些什么才能让关系继续下去呢？对此您有什么建议？

海灵格：这些概念都是基于一个想法，就是关系是可以被操纵的。一个人可能会认为，如果他充分地注意某些东西，那么就可以造成特定的结果。这是一种控制。而这种控制，在本质上是与关系相冲突的。

第四章

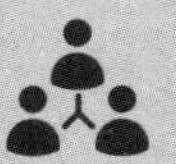

中国的家庭系统动力

2007年上海中德心理治疗大会的回顾

在本次大会三个下午的工作坊中，我看见很多典型的例子，呈现出家庭系统排列方法所发现的家庭动力。当时工作坊的主题是自我体验，有些参加者是全程参与，有些只是来了很短的时间，所以并不算是心理治疗。但是你可以想象到，经由家庭系统排列所呈现出来的动力，可以引发更加复杂的个人问题。之前我曾经在香港、深圳跟上海做过三次工作坊，这些工作坊中的排列个案再次肯定了我的想法。

由于系统排列经常把隐藏的动力带到表面上来，所以我们可以把它视为一种诊断工具。除此之外，系统排列也指向解决问题的方向，从冲突的本质中发现对当事人很有帮助，且极具治疗意义的重要的洞见，不过这些解决方向并不在本章的主要讨论范围内。

令人惊喜的是，这次心理治疗大会的参加者态度开放，展现出强烈的为自己做个案的愿望——即使这意味着他们要把跟伴侣的冲突或亲子关系曝光，并经历剧烈的情感波动。但当我问有谁想做个案时，很多人马上举起了手。

第一个当事人鼓起勇气去面对夫妻之间的问题。在这个个案结束之后，夫妻冲突成了工作坊的主题，夫妻之间如何沟通则成为解决冲突的决定性因素。有很多方法可以去处理这样的问题，但系统排列关注的是更深的层次，尝试发现是怎样的底层动力导致夫妻间的沟通问题。

所有夫妇的个案都显得非常沉重，挫败感充斥其中。对此现象，我认为存在着更深一层未被表达的情感，那么这些情感是什么呢？

堕胎的效应

系统排列处理的是重大事件对家庭产生的影响。伴侣关系中一个重要的事件是堕胎。在中国，堕胎（也称为人工流产，或简称“人流”）是完全可以接受的，是广泛应用的节育方式之一。我做了十五个夫妻关系的个案，每个女人都至少有两次堕胎经历。其中一个当事人甚至不能准确告诉我她曾经堕过多少次胎，想了好一阵，她说记得（只有）四次。另一位当事人希望改善跟她丈夫的关系，她告诉了我她的故事：和丈夫结婚后，她堕掉了第一个孩子，再次怀孕后生了一个儿子。此后，她又堕掉了两个孩子。之后她另外交往了一个男朋友，与他在一起期间两次怀孕，但这些孩子都未能出世。婚外情期间，当事人仍然跟丈夫生活在一起，但她后来还是跟男朋友彻底分开了。她爱自己的丈夫，但有时真的不知如何与他相处。另外一个男性当事人，同时交往了六个女朋友，其中五个都曾有过一次堕胎经历，都是当事人的孩子。他想摆脱这种混乱的关系。

排列导师告诉大家，堕胎对伴侣关系有非常严重的影响。那么，他们是如何得出这种结论的呢？

导师从代表们的反应中得知。在排列个案中，如果被堕胎的孩子并没有包括在内的话，代表们经常会觉察到少了些什么。如果被堕掉的孩子被带进个案（选择一个代表），那么当父母看着孩子的时候，通常会感受到巨大的痛苦。如果父母接受这份痛苦，那么这种正视的态度会对他们未来的关系产生正面的影响。被遗忘的部分被找回来了，家庭终于完整了。

德国治疗师面临的一个重要问题是，就算堕胎在德国有极为严重的后果，在中国却可能完全不一样，这背后存在着巨大的文化差异——一个中国参加者在做完第一个排列个案后在讨论时提出了如此见解。撇开具体过程不谈，在排列个案中，中国代表们，就是父母的代表，直到看见被堕掉的小孩的那一刻，才感受到悲伤。这与德国的排列个案情况是非常相似的。中国的女性参加者，对于这个问题的反应是非常强烈的。作为伴侣关系中的一个重要问题，堕胎超越了文化差异。一个女人跟男人发生性关系之后怀了孩子，如果这对男女间有爱的话，那么这个孩子就是爱的结晶。所以在两性关系中，最热切、最有承诺的一句话就是："我想跟你生个孩子。"如果后来一方说出"我不想要这个孩子"，那么其实是抛弃了爱的果实。从这个角度来看，堕胎在某种层面上否定了原本的爱，因此必然会对亲密关系产生非常大的影响。

但一孩政策难道不是主要的堕胎原因吗？作为个体来说，这种社会压力不是难以抗拒的吗？当我们研究这个问题的时候，这些因素也必须要考虑到。当然，这肯定涉及很多不同的层面和动力，所以在这里我不会给出最终的答案，但是我会把目光转向一个未被考虑过的冲突源头。

当我们研究夫妻冲突的时候，系统排列显示原生家庭里存在相似的模式。女儿的行为经常表现得像妈妈一样，而妈妈就好像外婆一样；儿子们的表现就好像爸爸的一样……排列个案中呈现此类模式的方式是：女儿的背后站着妈妈，妈妈的背后站着外婆，外婆后面站着上几代的女性。

这些相似性从何而来？一个有助于了解的观点是：这主要源自孩子们的忠诚。这意味着孩子们会忠诚地复刻父母的不快乐。所以如果女儿有个不快乐的妈妈，出于忠诚，她会寻找一种令自己同样不快乐的方式。当我们审视当事人的生活的时候，会非常明显地发现孩子延续了上一代的挫败、痛苦和愤怒。

如果对于先人的忠诚被看到、被肯定的话，那么下一步，就可以去解决这些在潜意识中把我们拖向不快乐的模式。

妈妈跟女儿之间困难的关系

我注意到在很多排列个案中，女儿们非常难以用爱的方式去接近妈妈。就算她们够勇敢，走近的时候却非常缓慢，同时伴随着巨大的痛苦。在德国，只有在所谓“亲子关系中断”的情况下才会出现这种现象。发生这种现象是因为孩子从出生到三岁之间跟妈妈有长时期的分离（例如因病住院）。这种分离对于年幼的孩子是种巨大的创伤，打断了妈妈与孩子之间的自然联结，而要重新建立这种联结是非常困难且痛苦的。

让我震惊的是，在中国的系统排列个案中经常发生这样的现象，且总是在女儿跟妈妈之间，不会在儿子跟妈妈之间[①]。少部分排列显示，家庭对男女性别看法的差异起到了重要的影响，而这背后是封建思想在作祟。一位女性当事人在刚刚出生的时候就被卖掉，因为爸爸需要钱买药去救她生病的哥哥。一个月之后，妈妈把这个女孩给找回来了。我让这个爸爸在系统排列个案中说了一句重要的话：“男孩比女孩重要。”

女儿被爸爸卖掉，破坏了亲子之间自然的联结，孩子丧失了对父母的信任，亲子关系由此中断。爸爸作为一个男人，仍然坚

① 这一观点来源于作者在中国处理个案的经验，而译者本人的经验却并非如此。

持维护这样一种观念：男人是比较优越的。出于这种观念影响，他需要对他之前的男性表达忠诚。出于这种忠诚，他卖掉了自己的女儿。如果儿子因为爸爸留下了这个女儿而死去的话，爸爸可能会非常内疚。

“男孩比女孩重要。”为什么我要求那个父亲在排列个案中说这句话呢？在现代社会中，女人跟男人同等重要，女人顶起了半边天。男人比女人优越是一种假象（这同时引出了另外一个现状：如果一个人需要在别人面前表现自身优越感的话，那么在他的内心深处可能埋藏着强烈的自卑，只是他不想去承认）。相比连绵多个世纪的旧观念，男女平等的观念还是新生事物。旧的想法仍然在内心深处活跃，不会仅过了几十年就消失。所以呈现现状是非常重要的，然后我们才能超越它。

我通过下列总结把我所有的观察结果串联了起来。旧中国的女性长期受压迫，女人由此对这种压迫发展出了两种反应。一种是接受，感觉自己的确很卑下。出于这种接受，要妈妈像接受男孩一样接受女孩是非常困难的。女儿出生带来的喜悦和骄傲非常稀少，甚至完全不存在。然而，在妈妈的内心深处，必然还存在着对女儿的关注和爱心，否则孩子不可能活下去。但是，女儿无法被母亲完全欢迎和接纳。由于缺乏这种最基本的情感经历，女儿就中断了接近母亲的渴望。

另一种反应也存在于女性心中：一种被不公平对待、被侮辱、不被重视的感觉。这造成了深刻的痛苦，引发了巨大的愤怒。

排列个案中的那位男性有很多女朋友，而他自己的老婆流着泪倒在地上。我问她感觉怎么样，她说："我对他感到非常愤怒！"

根据我在德国及其他文化背景下工作的经验：如果女性堕胎两次以上的话，她的内心便会隐藏着带有谋杀冲动的愤怒。当胎儿仍在子宫成长时，那些选择堕胎的女性实际上终结了一个无辜的生命。所以我心里浮现了一个问题：在人的内心深处，对两性关系，甚至对整个生命本身，是否都抱有这种带着谋杀冲动的愤怒？

有一位当事人（有两次堕胎）在其中一个工作坊中说她有巨大的恐惧感。而在她的生活中，没有任何相应的经历可以解释，但作为当事人妈妈的代表也出现了相似的情绪（我的思路马上转移到家庭历史上，但当事人不能给予我任何信息）。当其中一个代表，从背后意外地碰了当事人妈妈的代表一下，这个妈妈突然间大声惊叫。到那一刻，当事人才告诉我她的妈妈曾经流产过两次。

因此，堕胎的根源，可以从对父母的忠诚角度来理解。我的父母流产了孩子，如果我做了相同的事，我才是忠诚的。这种深层的联结、深爱的表现，超越了所有的生死离合、是非分歧。

妈妈跟儿子，爸爸跟女儿

与德国的排列个案相比，中国的个案还展现出另外一个明显的差异：儿子站得跟妈妈非常近，而女儿站得跟爸爸非常近。

对于家庭来说，比较适当的排列图像是：父母肩并肩站立，他们可以容易地看见对方，同时孩子并列站在他们前面，保持一段距离。这是对孩子来说最安全、最轻松的位置。

如果儿子站得跟妈妈很近，女儿站得跟爸爸很近，则显示出一种特殊的心理动力。这些孩子牵连在夫妻关系的角力之中，不仅起到了缓冲作用，同时也是特殊的宠爱对象。如果夫妻间无法相爱，那么孩子们有可能会扮演父母本来的角色。父母对伴侣的需求，便会导向孩子那里。系统排列中关于儿童性侵犯的个案，就极端体现了孩子的这种角色。这种角色对于孩子来说是非常沉重的负担。如果扮演了这种角色，孩子们就很难接近同性的父母亲。这意味着女儿很难接近妈妈，儿子很难接近爸爸。在这种情况下，亲子间就很难建立起支持孩子健康成长的爱的联结（上次在意大利的工作坊明确显示出这种动力是非常普遍的）。

拥有这些经验的孩子长大成家后，会把同样的态度带到自己的现有家庭中。男性或女性很难亲近自己的伴侣，而孩子们作为替代品，填补了这个缺口。

历史的创伤

战争不但影响当代，也会影响到其后的几代人。在德国，我们仍然需要处理很多关于国家社会主义（纳粹党）、屠杀犹太人、第二次世界大战等遗留下来的问题。中国的历史事件中，中日战争、国共内战等同样影响了几代人。

这段历史通常不会马上浮上表面，它会被麻木感、沉重感层层包裹，深埋在表象之下。在我的工作坊里，这类家族历史基本要经过一两天才会出现。要处理它需要导师高度集中精神，同时要有一个非常团结互信的团体协助。

我印象最深刻的一次经历，是 2006 年参与了在香港的 3 天工作坊，和 90 位香港和内地人士一起协作。海灵格的工作坊在两天前刚刚结束，大部分参加者已经参加过他的工作坊，一些参加者正是被这些历史事件所触动，因而选择继续来到我的工作坊。

> 个案：一位男性希望做他的排列个案，因为他对自己的家庭非常不满。在描述他的愤怒时，他紧握着双拳不放。我请他去感觉这种令他每一个手指尖都强烈紧张的情绪。当他这样做的时候，愤怒突然变成惊恐，这显示出他曾经历过被惊吓的创伤事件。

惊恐通常会导致长期性创伤，当时的惊恐记忆仍然残留在身体里，印刻在神经系统之中。我问他小时候是否经历过一些严重的惊吓，但他告诉我的只是一些很小的事情。

这种程度的惊恐是不可能由那些小事造成的。那么它是从哪里来的呢？系统排列显示，创伤的症状是可以从另外一个家庭成员那里承接过来的。这意味着，孩子能感觉到某些家人，如父母、祖父母等曾经有这些症状，并会把它们承接过来。这也是忠诚的表现。这样的惊恐有时候可以连续被几代人传下去，而家庭内部却对真正受过创伤的人一无所知。保守家庭秘密、避开相关话题对此没有任何帮助。沉默令创伤变得更加沉重，而这种能量在家庭里面是可以感受得到的。

如果有人承接了某个先人的感受，他会感觉自己似乎就是那个先人。要脱离这种状态，第一步是去发掘这样一个人的存在。因此，我们可以请一位代表，在他自愿、状态许可的情况下，去感应那个人过去的经历。

在这个案例中，我猜想当事人的症状正属于这类跟其他家人有联结的情况，症状是属于那个家人的。真正的事主曾经体验过当事人表现出来的惊恐。我问他家里面是否发生过什么生死离合的大事，但他不能给我任何信息，也不记得任何亲人曾经体验过同等程度的惊恐。

系统排列方法的其中一个好处，就是你可以选择一些代表，且不用确切知道他们代表谁，只需要等待系统排列的能量把这些被遗忘的人和他们的能量引导出来。所以我选择了一个代表，代表那个可能与当事人有关但不知姓名的亲人。代表被排列出来后马上感觉到非常惊恐，并且他的表现跟当事人的代表惊人地相似。

如果当事人觉察到这些紧张压力，其实是出于对父母或一位先人的爱，是一种以爱联结他们的表现，那么当事人就会放下创伤后的紧张压力。仪式可以帮助他们放下。仪式中，最强而有力的部分，就是充满了敬意的鞠躬。系统排列中，真诚的鞠躬有着奇妙的疗效；而形式化、被迫的鞠躬，却没有任何的效果。真诚的鞠躬，把我们从以前那些纠缠、混淆的能量中剥离出来。例如，孩子跟他的祖父有联结，而祖父是某个事件的受害者，孩子就会像祖父一样感觉到恐惧。通过真诚的鞠躬，孩子把这种恐惧还给他的祖父——这是原本属于他祖父的情感。孩子就可以从接收过来的恐惧中解脱出来。或者某些人接收到了某位先人那种带有谋杀冲动的愤怒，若这位后人能够真诚地在先人面前鞠躬的话，就可以从愤怒中解脱出来。

最后的结论

基本上，我在中国发现的一些重要动力，在德国或者其他大部分文化里面也同样存在。

第一个动力是：孩子们随着时代的变化而改变，而父母却极力想保持传统。这是两代之间永远无法终止的冲突来源。危险性在于，爱的联结会被这些冲突深深地扰乱。不管对孩子，还是对父母，这都是一个痛苦的负担。

第二个动力是：男人跟女人是不同的。进一步说，过去男女之间不同的社会地位成了两性之间紧张关系的根源，很多冲突是植根在这些事实上面的。

第三个动力是：战争对于当代有创伤性的影响，同时它们也会影响之后的几代人。这些震荡和创伤，也被后来出生的孩子感受到。

用系统排列这套工具，我们可以找到方法解决这些冲突，放下一些不属于我们个人生命中的包袱。

第五章

理解系统排列是如何运作的

第一次参加系统排列工作坊的人，可能会惊奇地发现，自己的情绪居然会被其牵动。不管他自己想不想，他都会被排列案例中的事件所触动。虽然如此，但仍有很多关于系统排列的问题，还是没有答案。

识知场

家庭系统排列运用了一些在其他的治疗方法中不可想象的全新的东西。这就是：识知场（Knowing Field），由阿尔布雷希特·马尔医生（Dr. Albrecht Mahr）首次提出。若是不理解这个现象，就无法完全掌握系统排列的工作要领。

在识知场中，作为家庭成员代表的陌生人，能够觉知真实家庭成员的想法和感受。他们能感知到真实家庭成员的感受和家人之间的关系动力。在进入家庭系统引力场（系统排列案例现场）

后，代表们能够接触到深层的关系真相。时至今日，这一现象仍然无法解释。

当事人把自己的家庭排列出来以后，接下来便要格外注意地去听代表们的发言。根据我的经验，代表所给的信息是很少会出错的。就算表面上看来跟当事人对家庭的认识不一样，这些代表们所陈述的却是惊人的真实。这听起来可能很不可思议，但在系统排列案例中，陌生人会变成一个呈现家庭真相的媒介。

想象一下，假设你现在正在参加家庭系统排列工作坊，一个你不认识的参加者想排列自己的家庭。他选择你成为他其中一个家庭成员的代表，然后你在参加者围坐的圈内，站在某个位置上。

当所有的家庭成员代表都站在他们的位置上，让自己凭感觉进入角色后，你的双腿可能会开始发抖。你可能会觉得想接近关系亲密的姐姐，但不喜欢站在身边的兄弟。然后，可能有个被赶出家庭、被遗忘的姑妈被排列在你的对面。突然间，泪水涌上你的眼眶，你深深地爱着这个不认识的人。

这听起来可能有点疯狂。所以，如果一个人开始的时候对此心存疑虑是可以理解的，因为这种场面太不寻常。真实违背常识，人们自然会疑惑万分。但即使是坚定的怀疑者，也不能否认代表们所体验到的强烈的情绪。

是不是治疗师在控制整个团体，刺激或者鼓励代表们做出这样的反应？“操控人心的把戏。”在一次示范完成后，我受到了如此的指责。

又或者，代表们会不会只是受到了一些催眠暗示，让他们把对自己的家庭的感觉带进来，然后逐渐沉迷在这些感觉里面？不是。大多数情况下，代表们的反应跟他们自己的家庭基本上没有任何关系。

在一次排列案例中，有位与我没有任何情感联系的女性参加者，选中我去代表她的丈夫，然后她把前夫也排列出来。就在她牵着前夫的手，为他寻找适当的位置时，我马上感到怒气上涌。当他站在我背后，我回头望着他，仍然怀有一种令人震惊的强烈感觉。

当我诉说我的感受时，这位女性参加者确定了这些感觉是真实的："我的丈夫的确非常忌妒我的前夫。"

常识跟个人体验，是我们了解这个世界最重要的参考。对于很多人来说，家庭系统排列并不符合他们理解世界的方式。有趣的是，外行人比精神科的专业人士更容易接受系统排列呈现的结果。一个没有体验过这种现象的心理学权威，是很难接受这种方法的。他的教育与以往的知识，妨碍了他去中立地观察及消化这种完全不熟悉的现象。

现在让我们去看一个物理学的现象，拿一个比较直观可见的例子比较一下。

当两个基本粒子互相碰撞的时候，就好像碰撞的桌球一样，它们会飞向不同的方向。有趣的是，即使它们相隔较远，两个粒子仍然以一种令人困惑的方式，永久地互相牵连着。撞击完毕之后，只要影响其中一个粒子，就会立刻影响到另外一个粒子，好像它们之间存在心灵感应。利用这些原理，奥地利因斯布鲁克大学（University of Innsbruck）的研究人员，能够在一种发射器里面把其中一个粒子“熄灭”，再用另外一个接收器在几米外的地方令它们同时“复活”。最神奇的是，发射器与接收器之间的距离长短不会对这一实验结果产生任何影响。这种粒子间神奇的作用方式，就算发射者在地球上，接收者在太空中也会实验成功。

跟这些神奇的现象相比，家庭系统排列似乎更加简单和显而易见。就算有时候这类无法解释的现象会让我们感到无所适从，但我们必须接受一个事实，那就是这种还不能解释的现象的确存在。识知场就是其中之一。

对于那些行事谨慎的人，我建议他们不妨亲眼观察，最好是参与其中。个人的体验是最好的证明。第一次担任代表可能很难做到游刃有余，但他随后会逐渐习惯这种现象。熟悉了识知场，基本上所有东西都会水到渠成。

识知场不单只在海灵格式的家庭系统排列里面出现，它在其他场合也会出现。

以下是我自己参加过的戏剧练习的例子。

有个跟爸爸关系欠佳的参加者，被邀请做角色扮演的练习，他挑了个同学扮演他的父亲。在同学站在台上后，突然，这个参加者想起了一些事，说："我爸爸在战争中失去了一条腿，但我想不起来是哪一条。"台上的演员马上说："我觉得是右腿。"他的回答是正确的。

因为我不断地在运用家庭系统排列，所以对代表们体验到其他人的身体感受习以为常。令人惊奇的是，在戏剧表演过程里，没有人对那位演员给出的答案有任何怀疑。

这个观察令我得到一个结论，就是"识知场"也会出现在其他形式的治疗里面。心理剧专家格雷特·露斯（Grete Leutz）描述过这种现象："完全陌生的人在角色中自发地演出，其结果与真实生活的情况非常接近，甚至包括思想状态和心理。难以相信心理剧里面的这些演员与这些被扮演的人之间毫无关系。"所以"识知场"也会出现在其他的场合，只是还没有得到应有的注意。

"识知场"的能量通过两种方式表达。在第一种方式中，家庭系统排列把家庭底层的能量揭露了出来。通过代表们站立的相对位置、距离和面向，代表们能够感受到这些能量，并让在场的所有人知晓。

同时"识知场"包含了第二种能量，即"指向疗愈"的能量。代表们常常感觉到被一股力量拉向某一个方向，这种感觉时强时弱。这种拉力可能指向问题，或者指向解决方法。治疗师信任代表们的变化，它们反映了被代表的人的内在感觉。再加上治疗师自己的经验，便能够帮当事人找到解决问题的可行方法。

在两个人的案例中，海灵格经常会使用另一种新的系统排列方式[①]。

个案：女儿与妈妈关系冷淡，她选择一个代表作为妈妈，另一个作为她自己。她让她们面朝不同方位，彼此相隔甚远。然后海灵格给代表们的挑战是："让自己完全进入角色，跟着你自己的内在感觉所指引的方向移动，不要说话。"女儿跟妈妈静默地站立，差不多两分钟之后，发生了第一个变化。妈妈开始很慢地转向她的女儿。又过了一分钟，女儿小心地转过头，犹豫着缓慢地向着妈妈走了两步。

同样，妈妈也向女儿走近了一步。最后她们相视而站，仿佛是第一次看着对方一样。最终，心怀恐惧的女儿还是向妈妈走近一步，妈妈张开双臂，拥抱了这个孩子。

有时候这类过程会卡住，那么治疗师必须介入其中，向代表们建议移动的方向、表述的话语，或者直接重启排列。

如果一个治疗师采用系统排列作为其工作方式，那么他会越

① 这种"几乎"纯粹由代表们的自发性感受所带动的排列方式，海灵格称之为：心灵的流动（Movement of Soul）。这种方式通常能够在复杂的家庭个案中，帮助治疗师和当事人找到意想不到的解决方法。但需注意，治疗师要得当运用这种方法，需要先接受适当的培训，把握"爱的秩序"（Order of Love）的精髓。不是所有代表的自发性动作都是心灵的流动。不懂背后要诀的人，贸然使用这种方式通常只能落得代表们情绪失控的混乱下场。

来越信赖“识知场”。他会“听”信息，同时让自己被它引导。有时候会发生一些令人吃惊的现象，仿佛一个独立于当事人、不受当事人意志影响的力场被创造了出来。以下是一个我与另外一名排列导师共同主持的工作坊的案例。

有个参加者诉说了她跟13岁的女儿之间的紧张关系。妈妈有个秘密，她不知道谁是女儿真正的爸爸，虽然她告诉女儿她知道，而且给了女儿一个名字。当被问到有多少位候选者时，妈妈说：“10个。”当时她在亚洲，短暂又满足地生活过一段时间。虽然用了避孕措施，但她仍然怀孕了。

这个女人、她的女儿和被称为父亲的男人都被排列出来。一丝略显生疏的喜爱之情出现在爸爸跟女儿之间。我们决定把另外9个候选者都排列出来。这时候妈妈注意到，另外还有两个男人也可能是孩子的爸爸。

我当时站在这个女儿代表的旁边，当新加入的第二个男人被排列出来的时候，她很小声地告诉我说：“他就是。”我很吃惊。在所有人都站好后，她毫不犹豫地奔向这个男人，而这个男人也在非常热情地欢迎她，就好像两人终于团聚了。

利用系统排列去发现事实的诱惑力是很大的。但无论是治疗师还是当事人，企图这样做实在不是明智之举。上文所举的事例实为特例。事实上，家庭系统排列永远不是检测亲子关系的可靠测试，不适合用来决定事实。有位参加者的报告非常清晰地指出了这个重点。

> 在第一次家庭系统排列的案例中，一位女士收到一个很清楚的信号，跟她妈妈结婚的男人——她相信是她爸爸的那个人，排列显示并不是她的亲生父亲。这位女士的代表在排列中反而被另一个人吸引住了。
>
> 这位女士事后无法忘掉这个排列结果。她妈妈已经去世，爸爸仍然健在，她要求爸爸验血证明是她的亲生父亲。令人惊讶的是，他的确是她的亲生父亲。但他告诉女儿，她的妈妈在怀孕前有过不少情人，他也怀疑过自己是不是她真正的父亲。

家庭系统排列仅展现家庭系统中存在的能量（情绪感受），但对我们来说，重要的是要区分事实和系统排列的能量。另外一个例子，是我的同事斯内·维多利亚·施纳贝尔（Sneh Victoria Schnabel）告诉我的：

> 在一个排列案例中，当事人的代表非常清晰地感觉到自己曾经被爸爸虐待过，爸爸的代表也同时确认了这个感觉。但当事人在排列之后告诉导师："我从来没有被虐待过。"两个星期以后，施纳贝尔接到那位当事人的电话，这个当事人

后来探访了她的妹妹，告诉了她系统排列的结果。突然间，妹妹崩溃大哭，承认自己曾经被爸爸虐待过。

从这个例子中，我们可以得出一些结论。被虐待的孩子的能量仍然留存在系统里，但被一个错误的代表所感应到，即没有被虐待过的当事人的代表。这些例子显示出谨慎从事的重要，要避免妄下判断，以为系统排列所呈现出来的就是家庭历史的事实。轻率的结论是不负责而且危险的，会混淆我们的当事人，甚至有可能造成其情感上的伤害。

我记得有个参加者在工作坊结束一个星期后打电话给我。她说自己完全糊涂了，因为她的家庭系统排列案例中呈现出来的所谓真实，跟自己的家庭和成长环境完全不一样。我对她的回答是：当你自己的真实经历跟家庭系统排列里面呈现的差距很大时，永远相信自己的真实经历！我们需要去学习如何区分事实和能量。如果家庭系列排列呈现的现象和事实有矛盾，我们对此感到迷惘不知所措的话，最好是先去调查真相。如果在调查后依然无法解释这种差异，那么重要的是相信已知的事实和真相，这是最准确的。

对于治疗师来说，无论是解释排列的能量还是对现象进行猜测，都是十分冒险的。比如说：儿子站在妈妈的身旁，两者之间呈现出了性的联结。根据运用家庭系统排列的多年经验，治疗师可能会解释说：妈妈可能曾经有一个前度伴侣，现在由儿子来替代这个伴侣的位置。但是，作为排列案例当事人的儿子，根本不知道妈妈有没有前度伴侣。那么治疗师是应该选择一个代表，代表这个可能的前度男朋友，还是因为缺乏认同事实的证据，约束自己不这样做？有可能在新代表进入后，在场的其他代表的感觉并没有任何变化，那么这个作为测试的代表就可以离开了。

在我的工作坊里，曾经有一个排列案例显示出真实发生的事情跟我们在排列案例里面看到的景象的区别，也清楚地证明了排列并不能够用来预测未来。

> 一对夫妇订了婚，准备在三个月之内结婚，于是前来排列他们的案例。两个人都有两到三个前度伴侣。在清理了旧的问题，同时在心里给了每个前度伴侣应有的位置之后，这对订婚的男女相视而笑。对于其他人来说，这就好像童话故事般美好，要是每对情侣都能做好如此充足的准备就好了！
>
> 两个月之后我接到电话，他们的婚礼取消了，婚约解除。女方怀了另外一个男人的孩子。

受过系统训练的观察者，可能会寻求一些方法去解释所谓"识知场"的现象。是否是因为当事人触摸了代表并把他们引导至相应的位置造成了这种现象？答案是否定的。因为一旦第一个代表被排列出来，治疗师可以随时随地加入另外的代表，而无须直接接触。他可以叫他们站在被选定的位置，并说："你代表很早去世的妈妈。”突然间，那个代表就可以马上感觉到她所代表的人的感受，而其他的家庭成员也会对这个新成员产生不同的反应。

在海灵格所做的一个排列案例里面，我自己是代表之一——而当事人并没有任何家庭系统排列案例的经验，他把整个家庭排列成一个很简单的圆圈。然后，海灵格请这些代表，根据自己的感受，去寻找合适的位置。当时我很清楚地感受到，有一股力量似乎在把我向外拉离这个圆圈，直到我找到适合的位置才停止。

事情还可以更加奇妙。即便当事人不在场，治疗师也可以把当事人的家庭排列出来。在我自己的高级训练课程中，我也曾惊讶地发现了这一现象——房间里面充满了同当事人在场时一样的能量。

经由英国的生物学家鲁伯特·谢德瑞克（Rupert Shedrake），“形态场”（Morphic Field）这一术语进入了家庭系统排列的视野。在亲身体验过系统排列工作后，谢德瑞克曾经和海灵格会面，从各自不同的经验去讨论这个现象。生物学家用“形态场”去描述一些现象，例如：尽管每个细胞的遗传基因与蛋白质元素都一样，但为什么我们的手和脚会有不同的形状？形态场就像一张无形的蓝图，生物器官、活动的模式，都根据这个蓝图发展成形。

但是，这个概念并没有完全解释家庭系统排列中代表们所呈现出来的那些不寻常的觉知能力。海灵格用一句话概括了他对这种现象的理解："我看见它存在，所以我使用它。就让神秘继续神秘好了。"

到目前为止，最能准确描述工作中这个现象的术语仍然是"识知场"。

代表们的角色

代表是家庭系统排列中一个重要的部分。但是我们为什么需要代表呢？他们不就是家庭成员不愿出席时的权宜之计吗？由真实的家庭成员参与排列会不会更好？

家庭系统排列的经验告诉我们：不。相比真正的家庭成员，代表能够做到在排列中不受偏见的影响。这就是为什么在现场的当事人也会选择自己的代表。

就像我们所有人可能会做的那样，当事人执着于对家庭的旧有看法而不愿接受改变。在家庭系统排列中，只言片语就能引发改变。但对当事人来说，这些改变发生得实在太快，一时难以接受。旧有的印象比新的观点更加强大。

从定义上来讲，代表并没有像这些家庭成员一样形成了对家庭的根深蒂固的感觉，通常对成员间的关系并不了解。所以，由代表来接触"识知场"是可能的。对比家庭的成员，他们占有更加有利的位置，能够灵活感受当下那一刻的能量。若是他们觉察到能量变化，便可以随之改变自己的态度，并不会执着于以前的感受。

对治疗师而言，跟代表们工作比和真实的家庭成员一起工作容易些。有时候，当事人自己还未认识到已经发生了改变，但代表们却感受到了。在排列开始的时候，当事人仍然活在自己熟悉的、以前的家庭紧张气氛里。10 分钟之后，一种深层的觉醒，或许是一种爱的感受，便可能会出现在父母和孩子之间。10 分钟，虽然对代表们来说已经足够，但对于当事人来说还是太快了，他们需要更多的时间去消化新的概念。

有时候会发生下列情况。经过一个小时的排列，整个家庭都充满了平静的氛围。困难已经在过程中被克服，不管是治疗师还是在场的参加者，都松了一口气。在排列的最后阶段，当事人与代表交换了位置。突然间，愤怒和紧张攫住了他，而在之前的排列环节中，当事人的代表从未表达出如此强烈的情感。然后，这个排列会在当事人扮演自己角色的情况下持续一段时间。

代表们只知道这个家庭的一些重要的事实。治疗师并不鼓励当事人去说一些超越事实的东西，例如责怪某些家庭成员。代表们对于这个家庭里的成员的感觉、成员之间的关系等一无所知。除了站位和面向外，当事人不得对代表做出任何指示。当事人不得指示代表摆出任何姿势（“你必须向下看”）、表达任何情感（“你感到难过”）或者是做出任何动作（“你需要在父母间来回走动”)。

因为给代表的指示被严格限制，所以他们就能够以客观、开放的态度来面对未知的情况，在所站立的位置去充分感受。他们就好像接收器似的，通过他们来呈现能量（情感）的流动。他们的工作就是去觉知这些能量，并及时与治疗师沟通。代表经常会体验到非常强烈的感受，也体验到它们的改变。用不带额外情绪的方式跟其他代表沟通感受，或者只告诉治疗师，就已经足够促成改变。因此，代表们在家庭系统排列案例中，扮演了一种特殊的角色，其目的是服务他人。这种方式在相关人员和真实事件中创造了一种距离。一次又一次，系统排列似乎正演变成一种仪式。在古希腊悲剧中，演员会戴着面具表演。这些古希腊悲剧对其观众造成的影响可能就好像今天的系统排列一样。

除了服务其他人以外，代表们同时有过滤的功能。他们是最接近这个家庭中的感受的人，可以用自己的身体去感受某句话，或者感受某个治疗介入是否有效。当有疑问的时候，通常代表的感觉是正确的，而不是根据治疗师的经验进行裁决。

第一次观看家庭系统排列的人通常会怀疑自己是否有能力成为代表。经验显示，原则上来说，每个人都有能力胜任，并不需要这个人特别敏感或者想象力特别丰富，更不需要他有“超能力”或是“通灵”的能力。

被代表的对象有他们自己的力量，所以任何人做某个成员的代表时，都会觉知到相似的感觉。有时候，人们会为所代表的角色增加些色彩，例如，有人可能会以戏剧化的方式表达一些体验到的感受，而另外一些人的表述方式则比较含蓄。有时候有些人选择代表，可能是因为知道这些人的特质，然后根据角色的需要来挑选。一般来说，代表们通过一个又一个角色得到新的经验，会变得越来越能够控制强烈的情感，并通过合适而非戏剧化的方式表达。

自己的感受和经历会与所代表的人的感受和经历混在一起的这种顾虑，几乎从未被证实过，哪怕这个代表正是因为自己过去的经历而被选中。例如，可能有个参加者一直被选择代表爸爸，另外一个可能一直被选择代表小妹妹。如果参加者选择接受了排列案例里妹妹的角色，而她在自己真正的生活里面也是妹妹，她可能会在开始的时候有些疑惑：在排列里面呈现出来的情感究竟是她自己的，还是属于当事人的家人的。但是，那些重复作为代表的人，会学习信任自己作为代表时的感觉。在排列中出现的感觉，几乎都是属于被代表的那个角色、属于那个家庭的。如果一个代表被自己的家庭记忆所牵绊住——根据我自己的经验，这是非常罕见的——治疗师和其他代表都有能力注意到，而那个代表也是可以被替换的。治疗师也可以确保某些人不会经常被选中代表某个角色（例如，永远代表最幼小的弟弟）。

代表们会不会被操纵呢？有没有可能治疗师会根据自己的想法去影响这些代表？基本不会。哪怕是第一次做代表的人，也能感受治疗师给出的建议是否适合，移动位置的指示是否合理。只要治疗师相信代表们的反应，操纵就不会发生。

但有时候当治疗师去寻找既定的答案，或者问带有“既定假设”的问题时，排列也会进入危险的地带。例如，有个朋友曾经告诉我，有一次她作为代表，代表女儿，站在父亲的身旁。她对他有一种很奇怪的感觉，但十分肯定这个人就是自己的父亲。但治疗师问：“这个人像是你爸爸吗？”这个问题把她和自己的感觉分开了，令她非常不安。在那一刻她是有可能同意治疗师所说的话，认为这个男人不是她的爸爸。

尽管每个代表在“识知场”里都是一部仪器，但因为个体的不同，仍然存在认知深度和准确分辨情感层次能力的区别。经常代表不认识的人，能够训练一个人觉知外来的能量和仔细分辨它们的能力。有经验的代表能够深度体察他人的感觉和能量，并精准地描述出来。

语言的运用

第一次参与海灵格的工作和家庭系统排列的人，可能会对其使用的语言感到非常陌生，例如：“亲爱的爸爸，我敬重您。”这些语言好像来自中世纪，又好像带有宗教的味道。难怪有人对系统排列的第一印象，就是好像进入了一个古老的、保守的、过时的世界。那些正在运用家庭系统排列的同行告诉我，当他们第一次阅读海灵格的著作时，恨不得把书扔到墙上去。

只有那些选择参与系统排列过程的人，才会深深地体会这些书里写的内容，才会知道为什么会使用这些词句，而且能够感受到这些语言的疗愈效能。这些词句完美地把内在的需要表达了出来，哪怕这是种非常简单，甚至古老的说话方式。“亲爱的姑妈，请你祝福我往后的人生吧。”或者：“我敬重你的死亡和你的命运。”这些老套的话在家庭系统排列中起到了立竿见影的效果，触及了存在于每个人生命中的最根本的情感。

这些话语令人增强力量，得到解脱，促成和解。说出来后，代表们站得更加笔直，甚至好像松了口气，并会以更加友善的方式看待其他人。想要获得什么结果，就选择相应的话语；而能否取得正面的效果，则取决于它们本身的准确性。在排列中，重要的是取得可见的效果：要促成代表们身体姿势、面部表情、呼吸等的变化。

通过实验性的方式，海灵格发现了这些话语的作用。他通过观察，注意到这些话语在系统排列中的影响。要想在观察过程中判断进程，每个人都必须有清楚的认识，放下自己头脑中先入为主的概念和想法。只要细心观察，每个人都能够辨认哪些句子有效，能为家庭系统带来和解跟平静。绝不能根据先入为主的世界观或意识形态，或者出于个人的意愿，去选择某些话语。

这些话语意义深刻且自然准确，因此很难做出进一步修改，也无法令它们更加顺口。它们就好像是规定的仪式。但需要谨记：

若是机械地使用它们，这些话语就有滑向形式化、表面化的危险。所以，如果海灵格发展出来的这些简单、有力量的话语被机械地使用，被视为例行的技巧或者万能公式，就有可能剥夺了它们的效能。只有当这些话语准确、真实地表达了代表们的感受、描述了交流的气氛、反映了家庭内的现况时，它们才能完全发挥威力。

另外，治疗师必须同时跟当事人、整个团体、“识知场”保持接触，随时感应当下的变化，否则治疗师就会像鹦鹉学舌一样，一味重复海灵格的话语，背诵应用手册里的标准字眼，而不是去真正地治疗。幸运的是，代表们有修正的功能，他们最能感受到这些建议是否准确，是否适合当下那一刻的情况。

从海灵格的著作和工作坊里面综合出来的“海灵格的语言”能够帮助人们互相理解。随着时间的推移，大众越发能够熟练使用这些“专业行话”了。有些当事人来见我的时候，甚至会自己做诊断：“我跟我妈妈有个纠缠，我希望把它还给她。”我个人建议，最好只在系统排列案例的场合中使用系统排列的语言，在一般对话中尽量避免使用，防止降低话语的有效性。

除了“经典式”完全描述形式、近乎仪式化的话语外，系统排列还有其他类型的话语。其中一类，可以曝光家庭里面存在的紧张关系。

有个丈夫面对他的妻子，皱起眉头，两手握拳。治疗师建议他说：“我很生你的气。”男人说出这句话后，马上深深地舒了一口气："是的，这就是我想表达的。"说完之后，他整个人都感到放松了。妻子也觉得放松了："你终于说出来了。"然后，治疗师建议他说另一句话："你深深地伤害了我。"男人重复这句话，发现这句话也非常准确，说出来的时候感觉非常好。

每一段这样的话语，都表达了另外一层感受。当愤怒被肯定，受伤跟痛苦的感觉就会出现。有一点需要注意，即使是很强烈的感受，也不需要用戏剧化的方式喊出来，而是用非常简单的语言、非常简洁的句子，冷静地表达出来。当一些东西被发现的时候，作为解决方案的句子似乎会自动出现。然后代表们会用一种崭新的方式，去响应特定的情况。再次强调，建议的话语是否有效，要看当下这一刻有没有发生改变。

另外，有些简单的句子客观反映了真实的状况。有时候，代表在家庭系统排列案例中会感到混乱。似乎没有人能知道谁属于哪一代，谁是父母亲，谁是孩子。就算他们按良好的秩序站立，似乎也分不清彼此的身份。在这种情况之下，直接陈述事实就足够了。例如："我是你的爸爸，你是我的儿子。"或者："我是你的老婆，你是我的丈夫，这些是我们的孩子。"这些话语同样有力量，因为它们解释了情况，指引代表们在混乱中重新建立秩序，帮助每个人在他的角色中轻松下来。

有时候现场不存在任何混淆，但真相本身是不愉快或令人担忧的。在这种时刻，代表把事实说出来是尤其重要的。

就算是最令人震惊的情况或经历，在被简单地表达出来之后，也会丧失它们原本的破坏效力。治疗师的工作，就是把令人震惊的经历曝光。以下是工作坊里面的一个案例：有个参加者的母亲杀了残疾的女儿，然后自杀。我建议母亲的代表向她残疾的女儿（代表）说："我是你妈妈，我割断了你的喉咙，然后自杀了。"有时候事实摆在面前，可说出真相却遇到巨大的阻力。一旦将真相说出，当事人就能体验到巨大的解脱。

我有过在遭遇阻力时直面真相的经历。有一次，一个女儿站在她妈妈面前，拒绝说"你是我的妈妈"。妈妈对她说："你通过我的子宫来到这个世界。"突然间，女儿抗拒真相的阻力减轻了。

通常，代表们会去修正治疗师不准确的建议。观察者发现，就算是没有任何经验的代表，也很难允许自己被操控。如果治疗师直接找到适合的话语，代表不会抗拒去重复这些话。矛盾的是，经验越丰富的治疗师反而越会被心有疑虑的观察者指责其在操控现场。

爱与傲慢

海灵格一语道出了家庭系统排列的核心："通过爱来维持的东西，只能够通过爱来化解。"孩子们正是出于爱才承担了家庭系统中的某些能量和纠缠。

但是表面上的呈现与根源的实质可能非常不一样。我喜欢把家庭系统排列比作沙漠——表面上看来又热又干燥，除了仙人掌，没有什么生命可以在上面生长。跟系统排列过程相似，我们向下挖掘寻找水源，在某一点我们可能会发现水源，有时候它离地表只有几英寸，有时候要通过更费力地挖掘才能找到。当我们最终找到水源的时候，清冽的水就会涌出地面。就算这些地方之前看上去非常荒芜，但是我们知道，其实周围都藏有种子，只待活水到来便可重获生机，将沙漠变成绿洲。

无论表面看起来多么糟糕，我们仍然能够在家庭内找到力量的源泉，滋润每个人的人生。一个人无论怎样为非作歹，我们都经常能在那些恶劣的行为背后，发现一种无形的、并没有被了解的联结，把他跟先人连在一起。这个联结是由爱而来，而当事人是出于爱才试图去帮助他的家庭，去承担不属于他的责任。

纠缠只能被爱化解，而不是用愤怒和藐视镇压。当事人往往会说："我从一个地方搬到另一个地方，就是为了逃避我的父母。"或者："不管我搬多远，我的父母亲仍然在控制我的生活。"通过愤怒摆脱的东西，最终会在短暂的消失后重回自己身边。愤怒就像是一根橡皮筋，拉得越长，放开时反弹力就越大。

孩子跟家庭之间爱的联结的强烈程度，远远超过很多人只注意到的愤怒。如果家庭需要，孩子会毫不犹疑地贡献自己的生命。对孩子来说，他们想要全身心地归属这个家庭。这就是为什么他会承担其他家庭成员的命运，同时承受他们的痛苦。孩子并不会把其他人当作独立的个体看待。想要感受别人、与别人融合或是模仿他人，才是孩子的行为方式。

母亲在分娩时死亡这一情况，尤其体现了孩子的这种爱。这样的死亡会牵连一个家庭数代之久。孩子活着，妈妈却死去，这种负担对孩子来说强烈到几乎无法承受，因为他们会觉得自己是造成妈妈死亡的原因。子代的女性经常会害怕拥有她们自己的孩子，而子代的男性也会常怀愧疚，因为自己参与其中的性也会对女性的死负有部分责任。

在排列个案中，孩子不敢看着妈妈，并跟妈妈相隔着一段距离。当治疗师带领孩子到妈妈那里去的时候，他因为内疚而不敢去看妈妈的眼睛。但是妈妈却带着喜悦和慈爱看着孩子。当这个孩子站在妈妈的面前，深深鞠躬并向她倾诉时，改变和疗愈出现了。"您是因生我而死。我感谢您给予我生命，并且承担为此付出的代价。"然后妈妈对孩子说："这是我成为母亲所必然要承担的风险。我接受自己的死亡。你也要为自己的人生好好生活下去，这样我的死才不会白费。"突然间，这个孩子能够抬起头来，接受妈妈的爱，同时，感恩之情取代了原来的内疚、哀伤。

妈妈在孩子出生的时候，付出了她的生命。如果孩子想放弃自己生命的话，那么母亲的牺牲就会毫无意义。这就是为什么妈妈希望她的孩子拥有一个幸福的人生。当这个孩子能够敬重妈妈与她的命运时，他发现了妈妈的爱，以感恩的心接受了妈妈的牺牲，并决定过好自己的人生。盲目的、孩子般的爱由此转化为一种成熟的、有意识的、觉悟的爱。

有了这种更加成熟的爱，人就能够去看清另一个人，能够真正敬重对方和他的命运。充满敬意的鞠躬是敬重一个人的完美的表达方式。通过这个鞠躬，两个人之间会保持应有的距离，承认彼此的独立，同时用成人的心态维持联结。

有了这种更加成熟的爱之后，人在某种程度上来说就会变得孤独。他成了一个独立的个体，拥有自己的生命与命运。这也是为什么孩子般盲目的爱更容易承受。这种爱如同脐带一般难以割舍，放弃这种爱则会伴随着内疚感，因为一个人在获得了分离的自由的同时，也将另一个人抛在了原地。

成人的爱是慢慢成熟起来的。有时候，在系统排列中需要首先去感受那份深切的、孩子式的爱。对于那些被父母抛弃或怨恨父母的人来说，发现自己对父母的爱是疗愈的重要一步，可以让他们更加接近父母。迈出第一步后，后续的发展便会自然到来。

孩子式的爱是硬币的其中一面。只要把它翻转过来，我们便会发现非常不一样的东西。

马克的生活充满了负担，因为他承担了太多的责任。在他的家庭被排列出来后，马克发现自己站在父亲的背后。他的爸爸感觉非常虚弱，而马克觉得必须支持他。

家庭中一个重要的事件发生在爸爸七岁的时候——马克的爷爷逝世了。爷爷被排列出来，站在爸爸的后面，然后马克被调整了位置，面对他的爸爸。马克的爸爸感觉到被拖向自己的爸爸，被自己的爸爸所吸引。马克的爸爸转身看着马克的爷爷，开始哭泣。爷爷把爸爸搂在怀里，拥抱了好长一段时间。

然后马克的爸爸转身面对着马克。治疗师建议马克说："我接受作为孩子的位置。我只是个孩子。"但马克感觉这句话不准确，拒绝说出口。然后，治疗师建议他说另外一句话："尽管我只是个孩子，但我仍想尽自己的一份力。"马克同意说这句话。在对他的爸爸说完以后，这个排列个案就结束了，而且马克感觉到很轻松。

虽然马克只是个孩子，但仍然在家庭里面代表他的祖父，并承担了一些不属于自己的命运跟责任。在工作中，我们不断发现，当一个人在幼年丧失了父母亲其中一位的时候，他的一个孩子会变成那位早逝的亲人。而这种负担对于孩子来说是无法承受的；但是出于爱，孩子接受了这个角色。若孩子成人后继续肩负这种额外的负担，会令他永久失去让自己快乐的机会。

爱的另外一面是傲慢。扮演了另外一个角色，承担了他人的问题，是夸大了孩子的重要性，让他觉得在家庭里面更有分量。

孩子通过承担这些额外的负担体会自己的重要性，反之则会让他感觉自己的价值好像降低了。这就是为什么对于马克来说，放下这个负担是非常困难的。在内心深处，他需要时间去放下，让自己变得“更小”。而如果当事人只顾抓住系统排列呈现出的问题不放，没有任何改变现状的意愿，那么最好是结束这个排列。问题一旦曝光，就已经足够产生改变的动力。

在下一个例子中，这种傲慢的概念会更加容易理解。当父母之间有非常严重的问题时，孩子来到其中一位父母身边给予安慰。在孩子心中潜藏着这样一种感觉：“相比较爸爸/妈妈来说，我可以是你更好的伴侣。”即使肩负这个任务非常痛苦，而且超出了他能够承担的范围，这个孩子仍会感觉到自己“变大”了，变得更重要了。

当孩子去承受一个不属于他，而是属于他的先人的命运时，他的表现用海灵格的话来说，就是“傲慢”。这是因为，他去替代、承受了一些本来跟他没有关系，不属于他的东西。这不是他能承担的问题。无论命运多么残酷，每个人都必须独自承担自己的命运，旁人无权介入。但是出于爱，我们所有人都可能会承担他人的命运，这是我们没有觉察到的傲慢。

有可能所有的根源，都来自我们所说的“自我”。我们把自己“撑”起来，幻想自己是一种特殊的存在。人越能够放下这些不属于自身的命运，就越能够找到内心里那个简单、天真的小孩，同时活出自己的人生。

第六章

运用系统排列作为心理治疗的方法

本章会进一步深化前几章家庭系统排列的知识。家庭系统排列的效果是多样化的，有很多的方式去对应。家庭系统排列工作跟其他治疗方式非常不一样，第一次接触这种工作的人如果没有掌握清楚的概念，可能会觉得有些困惑。

家庭系统排列的效果

家庭系统排列常常会对当事人造成强大的影响。以下是一个当事人对她的排列个案的评价。

我能够更加清晰地做出决定，同时也很清楚决定所带来的后果。在关系中，我如今更看重获得敬重和尊严。我放弃了青春期时形成的挑剔眼光，转而依靠尊重帮我指出错误。现在，我更能用爱去接受自己作为妈妈的角色，而以前我把它视为需要坚定决心才做得到的事情。

那我们做了些什么，从而使得家庭系统排列产生了这样的作用呢？在家庭系统排列个案中，究竟发生了什么事？我们所有人在脑海里面都有关于自己家庭的图像（概念），这解释了为什么在排列个案里面呈现出来的家庭景象跟人们脑海中的图像那么接近。在没有把家庭排列出来前，那个图像是隐藏在人们脑海里面的。它只是一幅图像，并不是逻辑的结论，不需要被赋予理性的理由。在排列过程中，这个内在的图像，会以外在的形式表现出来。

在家庭系统排列中，我们对家庭潜意识的图像，是通过代表们生动的演绎表现出来的。通过代表，家庭呈现在舞台上，而当事人转变成自己内在图像的观察者。隐藏在潜意识里的兴奋或紧张情绪，也会随之浮出水面。

一位当事人觉得，他的整个人生都被一些不能解释的苦恼跟情感痛苦所困扰，私底下他甚至怀疑自己是否发疯了。在排列过程中，他亲眼看见自己的代表也经历了和他同样的混乱状态。由此，他意识到这些感觉不是他性格的一部分，而是源自他自己跟家庭的关系，与自己在家庭中的位置有关，因为任何站在他自己在家庭里的位置（排列时）的人，都能感觉到同样的混乱。尽管发现这个真相并没有改变他混乱的心态，但是他感到卸下了额外的负担。旁观使得当事人可以跟自己的感觉保持一定的距离，仅此一点就足够产生让人解脱的效果。

如前所述，当家庭成员之间的紧张关系被表达出来时，他们就会改变。这样会提供新的空间，让新的事物发生。有时候家庭系统排列就像舞台剧，曝光家庭内的愤怒、罪疚跟纠缠，呈现、化解问题，并启发与改变我们自己。这样，那些被隐藏的爱才能出现。

用这种方式，系统排列以及它反映出来的图像，会变得令人更加放松，更加平静。在内心深处，当事人发现了自己对家庭的那份深厚的联结，还有自己对家庭的那份爱。可以想象，当事人带着这幅平静的图像走向未来，会是多么轻松，多么有同情心。

排列终结的时候，当事人会被带进其中，站在自己的代表的位置。虽然他仍然是排列个案的观察者，但他也参与其中。在整个过程中，他已经在保持一定距离的位置观察了所有步骤，现在则参与其中，变成排列的一部分，把其他代表看成真实的家庭成员，亲身感受在新的位置上跟其他家庭成员的关系。对于当事人来说，这样获得的情感冲击比只作为一个观察者要强烈得多。

为了加强这些体验，治疗师可能会建议当事人重复一些话语，例如：“亲爱的妈妈，我是你的孩子，感谢你给我生命。”治疗师必须找到一个平衡点，因为对有些当事人来说，只要从新的位置上观察他的家庭，得到全新的洞见就已经足够。而对另外一些当事人来说，可能需要一些额外的方式去体验和感受。

就像早前所说，跟代表工作，比跟真正的家庭成员工作更容易一些。因为代表能够以客观中立的方式进入角色，能够准确判别每句话的效应、位置改变后的变化等。治疗师也应该问自己：把当事人带进个案会不会令工作更加困难？有没有必要让当事人在排列个案中亲身体验？

排列结束后，当事人也无须做复杂的整理工作。他只需要把家庭的新图像放在脑海中，让图像的治疗效果自动显现，而不需要刻意去做什么事情，也无须刻意理解或分析这些图像。它只是图像，会根据本身的意义发挥作用。就好像以前的图像曾在潜意识中指引当事人一样，新的图像也以同样的方式发挥作用。

但是，对于很多人来说，看见新的图像呈现在自己眼前，是个崭新的体验。我们习惯于在脑海里思考问题的答案，我们的头脑自动运转，很难停止。我们的思想试图去理解陌生的事物，而且是要现在就弄明白。问题开始在脑海里面闪过："这个排列究竟尝试告诉我什么呢？""我应该如何做呢？""我是否应该今天就去找妈妈，告诉她这件事？""或者是要给爸爸写封信？"这些想法可能会把脑海弄得思潮起伏，几乎要淹没新的图像了。下面的例子便能够说明这一点。

当事人有个早夭的哥哥。她在系统排列个案中再次跟他相遇。这个哥哥对她说："这是我的死亡，我去承担它。如果你尊重我，就让我自己处理吧。你只是我的妹妹。"爱开始在两人间流动。

在之后的谈话中，当事人非常冷静地告诉我："我早就知道自己没有能耐。”我感到震惊：“你怎么会这么想？”她回答说：“在排列个案中，哥哥就是这样告诉我的。”

当事人坚信自己是个没有能力、没有能耐的人。这样的信念就像过滤网，只接受支持她想法的意念。在这种情况之下，排列中所听到的话被扭曲成符合她自己想法的信念。她的哥哥承担自己的死亡，对于她来说就是“你没有能力承担，你无能”。但这句话真正的意思，即哥哥对她的爱，她并没有感受到——当事人根深蒂固的想法妨碍了爱的流动。

像这样的经验给我们敲响了警钟。直到现在为止，我们依然认为信任系统排列图像本身的力量已经足够。但是，如果当事人自己的过滤网太强，新的观念无法通过，那又该怎么办呢？

现在，是时候要多注意点在其他治疗之中所说的“抗阻”的作用了。事实上，当事人有时候会在内心筑起一堵似乎无法攀越的高墙，但这一情况往往会被一些系统排列导师所忽略。要让有疗愈作用的图像发挥效应的话，需要让头脑遵守一些纪律，只是未经训练就很难做到。从我个人的经验来看，虽然当事人的内心会存在些许障碍，但这些新的图像仍然会对其造成一定的冲击，显示出系统排列所具有的威力。

所以，当事人应该让新的图像有充足的时间去展现。有个不成文的规定，是说当事人在完成自己的排列个案之后，不应该马上做其他人个案中的代表，同时不要参与任何关于自己个案的问题或感受的讨论。这是一个灵性（spiritual）的过程，这个过程是在心灵的层次发挥作用，需要时间和空间让新的图像展现。这也是为什么在排列个案结束以后，我们不急于对此进行讨论或者解释，因为这样做的话，会把分析的思维带回现场，有可能就此阻碍了新的图像在非言语的层次发挥它的效力。

然而，为了避免误解，重要的是要了解，在系统排列个案里面呈现的图像并不代表具体的指示。当事人若是根据排列个案里面的体验马上采取行动的话，反而错失了真正认识事实的机会。有时候，从内心的图像到行动的改变是需要几个月的时间才能完成的。

有时候，很多的困惑和疑虑，会在排列后几个小时、几天、几个星期内出现。对于有些人来说，他们过去拥有的家庭图像上记录着所有经历过的紧张关系和伤痛。这些图像可能是不完整的、片面的，但它仍然是从真实的图景中形成的。排列个案中呈现的新图像，其实是一幅更加理想的图像，在其中父母跟子女的爱是流动的。在以前，当事人可能从来没有感受过这幅景象，因此内心会有一部分抗拒心理，还是执着于以前更加熟悉的那幅图像。

对我们来说，重要的是要知道困惑期是非常普遍的，最好容许它们出现。最佳的心态是信任新图像的威力和它的可能性。如果当事人倾向分析或者思考的话，那么排列导师可以建议他们，忘掉所有在排列中看到的景象。

家庭系统排列给了心灵一种正向的推动力，其目的是推动个人的成长，而个人成长是不能通过某些技巧“制造”出来的。治疗师给的推动力越少，当事人就越需要靠自己。通过这种方式，当事人会承担更多的责任，变得更加有力量。海灵格将其总结为“最少干预原则”，即治疗师做得越少越好。

当治疗师发现系统的力量陷入停滞时，他最好选择终止进程。因为到那一刻为止已经积累了足够发生改变的动力，当事人可以运用这种能量推动个人成长。如果治疗师工作过了头，能量可能会减弱，甚至完全消失。例如，有个当事人感觉到非常孤独，跟父母没有联结。在她的排列个案里面，她与自己的妈妈和解了。妈妈把她搂在怀里，抱了很长的时间。这样的相遇是需要时间在真实生活中去实现的。如果此时立刻尝试解决当事人跟爸爸的关系，呈现的能量就会减少。为了达到立刻和解的目的，反而可能会丧失已经呈现的能量。

当事人跟治疗师们最好是抱持这样一种态度，即家庭系统排列的效果并不可以被控制。系统排列不是以目标为本的工作方式，它的结果只会自己呈现。

治疗师的角色

如果有人是第一次观察家庭系统排列，同时又熟悉其他治疗方法的话，他可能会震惊于治疗师在整个过程中表现出来的权威。

他教给代表们该说什么，而且依据自己的判断进行调整。他随机地把代表移去不同的位置，他决定哪些祖先与当事人是有关系的。有时治疗师可能会拒绝当事人的个案，因为问题还不清晰。

家庭系统排列的治疗师完全不按常理出牌，跟其他治疗类型的治疗师非常不一样。那么是不是说，在家庭系统排列中，治疗师成了当事人仰赖的权威，可以指挥他们怎么做？是不是运用家庭系统排列的人，必须有一种权威的性格？

家庭系统排列，是用权威的方式去引导的。的确会存在一种危险，即有些过分热心的治疗师会偏好一种权威主导的形式，而罔顾本质的要求。话语的选择、严肃的语气或者严格的行为并不重要。重要的是，这个工作的先决条件，是治疗师能够感应到“识知场”，而且能信任自己的直觉。

在我接触家庭系统排列以前，我曾有多年身心语言程序学（NLP）治疗的经验。在这种方法中，治疗师的觉察力和反应力扮演了中心的角色，从来不用权威式的态度对待当事人。那时候，我对权威式的领导感到很不舒服，而且没有任何欲望去采用权威的姿态。

引导系统排列个案的经验令我大开眼界，在一些情况之下，治疗师很自然地就会以有权威、有信心的姿态去引导系统排列。他们对自己感知到的东西十分自信，所以能够冒着风险，用有力的方式进行引导。这种对自己指引能力的信心，对我来说是全新的体验。我越熟悉这份工作，那种肯定和确定的内心感觉就越强烈。这种对自己能力的自信，并不是时刻都陪伴着我，但它就好像一个喜欢探望我的客人，而且越来越频繁地敲响我家的大门。

我怀疑这是“识知场”的力量，是它在培养治疗师必须有的权威和肯定。人们向“识知场”开放自己，就是给出让自己改变的空间。一个人越是信任“识知场”，他就会变得越发相信自己，发挥自己内在的感觉和直觉。在我看来，这解释了为何家庭系统排列在德国会如此流行。这种方式不单只对当事人有效，对治疗师也是一样。

权威本身不是目的——它只是硬币的一面，硬币的另一面，就是治疗师学习领会通过代表出现的“识知场”的能量。只有当治疗师和这些代表建立起很好的联系，同时信任代表们的反应时，家庭系统排列才能呈现应有的样子。

治疗师也必须要注意其他方面：系统排列工作其实是三方面的平衡。这三方面即代表们呈现出来的能量（情绪状态）、家庭系统的秩序以及事实的真相。

治疗师在排列过程中会针对三方面的其中之一工作，但应随时注意还有另外两方面要去处理，并根据不同的需要将剩下两个方面及时引入工作中。治疗师在任何时候都要特别注意每个代表的反应和感觉。随着越来越多的经验积累，治疗师对这些变化的觉察力会越来越清晰。例如，孩子对着爸爸鞠躬时，治疗师可能会注意到爸爸皱起了眉头，或者注意到当英年早逝的姑妈被加入到排列个案中时，她的侄子开始明显地喘气。治疗师注意到这些反应，并通过问话的方式进行引导，例如：“刚才你发生了什么事情？”或者：“你爷爷发生了什么事情？”或者建议代表说一些话，例如：“我很高兴见到你，亲爱的姑妈。”

治疗师注意到的越多，需要问代表的问题就越少，因为他能够看清这些代表的能量指向何方。同样地，代表其实最能觉察到该家庭发生了什么事。治疗师观察并信任这些代表的反应，同时以他们的行为作为指引来判断排列是不是行进在正确的道路上。对治疗师的工作质量的衡量，建立在治疗师能在多大程度上让自己根据代表的反应去引导排列之上。代表们的“可信度”如何，在我们之前描述的仅需两位代表的排列中尤为可见。在这种排列方式中，代表们跟随从“识知场”中得到的能量，依赖他们自己的内在感觉和直觉，不仅能够显示出家庭系统隐藏的疗愈力量，也经常能够找到解决方法。

秩序在系统排列中被确认了无数次，但也有例外的情况存在。所以，没有一套僵硬的，或者说简单的规则，告诉我们在排列中什么才是“正确”的秩序。治疗师必须运用这些原则，同时知道例外的存在，才能为所有的代表找到好的秩序，让所有人都感觉良好。重申一次，治疗师的治疗介入，是从在大部分的家庭里面起效用的秩序中提取出来的。

最后要考虑的一点，就是事实的真相。真相包括当事人知道而且能够讲得出来的家庭中发生的事实。很多时候治疗师必须把这些真相放到台面上。例如，当事人报告说，她的爸爸曾经虐待过她。这一事实在排列开始时，并没有在她的排列个案中反映出来。当事人的代表看着父亲还觉得很开心，而父亲面对她站立，非常平静地看着她。为了呈现真相，治疗师建议当事人的代表对父亲说“你虐待过我”。当这个重要的真相元素被引入后，所有代表的感受都变了，然后治疗师可以根据这个新的情况，进行下一步工作。

最后，还有我们的“手电筒”意识，它尤其决定了我们要去关注家庭的哪些部分。当然首要的关注点是当事人。家庭系统排列是为当事人而做的，是要为他寻找到一个解决方法。所有与当事人无关的紧张情绪、冲突跟纠缠都无须重视，不必处理，要不然只会分散所有人的注意。如果当事人有特别重要的问题要处理，我们的“手电筒”就可以用来照亮这个问题所处的最黑暗的角落。

能量和秩序这两方面是影响治疗师风格的最重要的因素。有些治疗师会集中在秩序方面，他们会引导代表们尽快去到良好秩序的位置上，他们所说的言语也倾向于强调秩序。这种治疗风格存在一种危险，即治疗师可能没有充分注意代表们的真实反应。他的思维可能会变得僵化，甚至会错过、注意不到已被曝光的家庭动力。当例外情况出现的时候，他可能会很犹豫，不知道该怎样进行下一步。治疗师可能会为了自圆其说，硬套一个他知道的所谓规则，强行得出一个并不适当的解决办法。

有些治疗师最关注的是代表们的能量。这类治疗师相信从能量中反映出来的秩序才是最好的。因此，他的注意力会完全放在代表身上。但是，如果他只跟着代表们的能量走，就会存在另一种危险，即在能量的流动中迷失，不知道被带到什么地方去了。有些时候，代表们迷失在角色的困惑中，系统排列陷入停滞状态。在这种情况下，治疗师有必要利用事实和秩序作为参考点，厘清每一个部分。没有任何一个孤立的方面能单独成就一个解决方法。

少数的治疗师只注重事实这个部分。这样的话，他们可能会错失把握排列个案呈现自我的机会。秩序，还有代表们的感觉与反应，给了治疗师线索。这些线索引导治疗师找到解决方法。治疗师最有效的工作方式，就是共同应用三个方面——代表们呈现出来的能量、家庭系统的秩序以及事实的真相。

在我提供的培训里面，这个“三角形”——能量、秩序和真相——被证明能够非常有效地帮助我们分析在排列过程中遇到的错误。当家庭系统排列个案充满了问题和错误、找不到解决方向的时候，我们便可以根据这个“三角形”来检查一下，看看有哪一个部分被忽略了，或是哪一个部分被过分强调了。

在我看来，治疗师要想获得长远的发展，就需要跟着排列的能量，也就是“识知场”去走。当然，治疗师也需要遵守一个先决条件，即他必须具备足够的系统排列知识，有能力把“真实”和“秩序”带进来。这些部分都有自己的范围和限制，而且相对来说比较容易把握。在家庭系统排列中，最重要同时也是最不可预测的部分，就是能量。治疗师信任能量越多的话，他就越能够准备好去面对未知的情况。

伯特·海灵格曾经强调治疗师要以“无为”的方式来工作。也就是说不要执着于某个自己想要的结果，包括去帮助、去治疗、去改变命运的意图，这是什么意思呢？

我在自己的工作方式中区分了两种不同的意图。一方面，我当然希望去帮助当事人通过家庭系统排列找到一条通往疗愈的道路。这个意图就像一条自然的河流，在系统排列个案中不断流动，同时困难和问题也会持续产生。遇到问题时，我首先会尝试一些解决方法，有时候解决得了，有时候则陷入僵局。如果我出于自己的固执、恐惧和傲慢，或者是“需要”去治疗的目的，继续使用排列，那么，我就发现第二种意图控制了我。我是为了满足自己的欲望，满足自己的计划，这样对当事人是有害的。如果带着无为的态度去工作的话，反而会得到圆满的结果。

治疗，还是帮助生命

虽然我们还不是非常清楚家庭系统排列的原则和限制，却依然将其视为一种治疗的方法。那么，家庭系统排列真的可以被称为一种“治疗”吗？

首先我们要回答两个问题：什么叫作健康？什么叫作生病？其实两者之间并没有很清晰的界限。例如，有个人原本只是感到了轻微的沮丧和失落，但这种感觉却越来越强，发作得越来越频繁。最后，他可能要耗尽所有的精力，以防止被情绪波动拖垮。

那么，我们何时能够判定这个人是由健康状态变成生病状态的呢？首先我们有内在的、主观的准则，就是当一个人觉得自己生病、虚弱或脆弱的时候。除此之外，还有一些客观的症状，决定了一个人是否生病。例如，他可能会卧床不起，可能难以处理日常生活的琐事，或者被医生诊断为生病。现在这个时代，我们发现有很多准则和定义是由法律来规定的。为了防止“健康保险”被滥用，有些严格的规定是很有必要的。

除此之外，“生病”这个词，也把我们导向行业选择和阶层的更深处，让我们思考规则是如何决定谁得到了足够的教育，谁能够去处理某些困难的疾病，准许谁或不准许谁做某些工作。大量涌现的医生、心理学家、另类疗法的医师、社会工作者、生命教练等，其实很大程度上是由相关专业中工作者的谋生问题促成的。

“家庭系统排列是不是一种治疗”，这个问题对家庭系统排列导师来说基本上没有什么意义。因为相关的定义跟这个工作的本质是完全不相干的。从这个观点来看，当事人的心理问题无论是轻微还是严重，是患有抑郁症还是抱有自杀的念头，都无关紧要。家庭系统排列的焦点在于寻找系统性的原因，它或许是由原生家庭的纠缠造成的，或许是跟现在的家庭系统有关。

自从 1995 年以来，海灵格已经主持了很多次工作坊，有时候在数百甚至数千名治疗师和医生的面前示范他的工作。进行家庭系统排列的当事人往往备受严重疾病的困扰——从癌症到其他器质性疾病，再到精神病和精神分裂症都有。结果显示，和这类患有严重疾病的当事人一起工作，与和仅患有常态范围内疾病的人（大多数人）一起工作一样，没有本质上的区别。疾病或问题的严重性不会影响过程和解决方法。

根据之前的阐述，我们便可以得出系统排列工作是不是一种治疗的答案。当你把系统排列用来治疗疾病的时候，它就是一种治疗。这个方法可以对疾病造成很深的影响，并能够帮助疗愈。治疗师也需要掌握更多的知识跟技能去处理复杂的情况，因为当事人的情况往往很不稳定。拥有医学或心理学学位的人，当然有资格去给这一类的当事人做工作。

帮助没有病的当事人去做排列个案并不是一种治疗，这包括大部分系统排列工作坊的参加者。如果他们在日常生活中遇到问题和困难，家庭系统排列可以帮他们去解决这些问题，同时起到帮助他们与家庭“和解”的作用。未知的状况在此明晰，最基本的秩序在此理解，这就是为什么很多治疗师愿意把系统排列介绍给一般大众。相较于其他治疗方法，如今家庭系统排列已经覆盖了更广阔的人群。像过去一样，女性率先参与进这一疗法，而男性仍在观望。非常清楚的是，大部分工作坊的参加者并不是“治疗发烧友”，会追逐每一种新的治疗方法和当下的潮流。参加者通常是已婚的妈妈、单亲父母，或者没有孩子的单身人士，他们是整个社会的横切面。

下面是我朋友的例子。朋友有个三十多岁的女儿，她向我借了一套关于家庭系统排列的录像带跟她妈妈一起观看。妈妈觉得非常震撼，然后为所有女儿都付了钱，要她们去参加工作坊，同时还带上了其中一个女儿的未婚夫。她自己却没有参加这个工作坊，她说她太老了，很难接受这些新事物。在她的女儿参加工作坊的三个月后，这位妈妈跟一位和她差不多年纪的朋友，一起参加了我的工作坊。

家庭系统排列是不是一生一次的大事呢

一个人应该排列多少次来发掘自己的家庭系统呢？在早期的家庭系统排列中，伯特·海灵格非常严格地规定了每个人只允许去排列他的原生家庭一次，现有家庭一次。他认为只要这个人对系统排列个案的结果有充足的信心，那么一次系统排列就足够起到很好的效果。海灵格那时候相信，如果当事人想去第二次排列自己的家庭的话，他就是没有信任自己的心灵，再来一次也不会取得什么正面的结果。他相信只有一个合理的原因能让当事人再度排列他的家庭，那就是出现了一些新的、以前不知道的家庭历史的事实。只有这样，当事人才有合理的原因再一次排列他的家庭。

但现在，人们的看法变了。重要的转折发生在1997年德国家庭系统治疗师协会第一届大会上，海灵格在主持论坛时宣布自己的立场已经变了。他认为，人们的确可以只通过一次家庭系统排列达到自己人格中的顶层，但顶层之下仍然藏有更深的层次和更深的纠缠，需要通过另外的家庭系统排列来呈现。

对我来说，这就好像人类历史上发现火的情况一样。人类开始发现火的时候，对它的恐惧和尊重都是无比巨大的，随着时间的推移，人们开始学习如何去控制火。火逐渐变成再熟悉不过的事物，成了一种需要谨慎使用的工具。即使到现在，年幼的孩子们依然被教导要对火保持警惕，应该去尊重它，不应该随便玩火。

在我看来，这是关于家庭系统排列的一个很好的比喻。在“识知场”被发现，并在系统排列中被我们亲身感受、体验了它的威力后，这种现象带给我们的震撼是巨大的。一段时间以来，我们一直在体验“识知场”的存在，并对它逐渐熟悉起来。现在我们可以开始以适当的谨慎和尊重，去进一步发掘它的各种可能性。

我自己也看见了很多人重复参加家庭系统排列，并将其作为帮助个人成长的有效工具。有些人会认为参加一次工作坊以后，再没有什么进一步的东西可以得到。他们并没有真正认识到家庭系统排列的潜力。进行了多次系统排列的参与者表明，家庭系统排列是一个持续的过程，他们可以在其中不断拓展自己的理解。同时，作为观察者或代表参与其中也是十分有益的，并不一定每次都要把自己的家庭系统排列出来。

我自己的经验是最有说服力的。在我把自己的原生家庭排列完成之后，改变来得非常快，而且是根本性的改变。它们非常清晰，而且令人鼓舞。但是——这是可以预见的——我也经历了很多的内在冲突和阻碍。我花了很长时间去处理这些问题——有时候在私人小组，有时候一个人处理。我发现这些问题实际上隐藏在生活的各个方面，而系统排列能够帮助我更加清晰地去理解（有时候，我怀疑自己之所以能如此热情地投入这份工作，是因为我可以一直参与进这种探索的过程中）。

在一些由我主持的工作坊中，我体会到，一个人在做完一次排列个案的两三天之后，再做另外一个排列，可以深化得到的洞见。在最后一天的工作坊，我们通常会留些时间去处理一些"跟进"工作，也就是说，在时间允许的情况下，这给了参加者一个深入探讨他们的排列个案之中的某个特殊方面的机会。一般来说，这些很简短的排列个案不超过 10 分钟。

最近，有位爸爸来到系统排列工作坊，希望解决与他最小的孩子——19 岁的儿子之间的问题。第一天，他把现有家庭，包括妻子跟孩子们排列出来。个案里面呈现出很多纠缠，但似乎都与最大的孩子有关系。小儿子在排列中极不显眼，并没有特殊的问题出现。最后一天，爸爸要求做些排列个案后的跟进工作。这次他只把自己跟小儿子排列出来。而从排列一开始，我就发现爸爸和儿子之间的关系非常紧张。孩子非常害怕爸爸，因为他感觉到自己身上存在着愤怒——而这愤怒是爸爸没有觉察到的。结果显示，儿子承接了爸爸的愤怒。只有当爸爸准备好自己去拥有和处理这份愤怒时，父子间的关系才能够恢复正常。这个很简短的排列个案，比第一天的排列挖掘得更深，令事情更加清晰。

内在图像是需要时间来发挥作用的。每当有人要求做第二次排列的时候，我就需要思考一个重要的问题。这个问题是："这个人是想发掘得更深，理解得更多吗？"只有答案是"肯定"的时候，才有意义去进行另一次排列。另一方面，这个人之所以想再排列一次个案，是因为他不接受在第一次排列中所显示出来的东西，或者是他抗拒第一次排列的结果。当事人可能会说这样一句话："我的排列个案显示的结果太糟糕了，我想再试一次。"这显示出，当事人仅仅是因为不喜欢那个结果才希望去推翻第一次排列。那么，以这样的态度去做第二次排列是没有意义的，同时也是枉费心机。

无论结果多么可怕或是不堪，我们真正要关注的是第一次排列的结果是否揭露了事实。我们需要勇敢面对内在图像，跟它共处，让它发挥作用。这不是件容易的事情，有时候令人苦不堪言，要花很大的精力面对。甚至有时候，要花很长的时间——可能长达几年——才能将这些内在的图像融合进自己的意识中。

目前，家庭系统排列有了很多正面的发展，比如出现了越来越多的家庭系统排列培训，还有高级培训。家庭系统排列也有很简便的工具，在安全的环境之下练习这些工具同样十分有益。除此之外，培训课程也是个很好的机会，有助于长期的个人成长。在我主持的课程里面，我会很高兴看见参加者逐渐变成敏感度越来越高的代表，同时亲眼见证家庭系统排列展现的问题和主题越来越接近真相的核心。开始时可能不清楚或者隐藏的问题，随着时间的发展会逐渐变得清晰和明显。

家庭系统排列有没有危险性

任何进行家庭系统排列的治疗师都应该注意某些潜在的危险。我记得有一次，治疗师协会主办了系统排列工作坊，一位治疗师参加并且做了自己的个案。

这位治疗师的问题是她很难与男人相处。在讲述个人历史的时候，她讲到自己还是孩子的时候，曾经被爸爸虐待过。过去十年间，她通过个人治疗处理了这个问题。第一天，她自己将家庭排列出来，结果显示虐待的问题似乎大部分都已经解决了。

到了第二天，严重的虐待事件成了另外一位参加者的个案主题。参加者被虐待的情况非常严重，严重到她的父母已经被剥夺了监护人的身份。这个当事人不得不远离她的父母。

那天傍晚的时候，我正好在街上碰到这位治疗师。她哭得非常厉害，心烦意乱，几乎不能够好好说话。她结结巴巴地告诉我，那个当事人的排列个案又唤醒了自己被虐待过的所有伤痛，她这才认识到当初的虐待究竟有多么严重。过了很长时间，她才平静下来，恢复了“正常”的自我。

第二天，我们重新排列她的家庭。这次的虐待情况比第一次排列个案时所呈现出来的状况要严重得多，唯一适当的解决方法就是让她离开自己的父母。

有时候，家庭系统排列可能会呈现巨大的能量，被埋藏得很深的情感突然间全部喷涌而出。这些状况并不总是能够被预测到的，这个案例就是很好的样板。一个治疗师，纵使他怀揣着良善的动机，也有可能一着不慎，释放出排列中无法控制的力量。

因此，我们需要建立一个保护机制来应对排列个案中可能出现的复杂情况。家庭系统排列通常以工作坊的方式进行。来自五湖四海的参加者，在 2 ～ 6 天的工作坊内，排列自己的家庭，同时担任其他人的代表，最后又各自回到自己的生活道路上去。在大部分情况下，当事人都是独自来到工作坊，之后则要尽自己最大的努力去应对排列后的感受。参加者经常会在做完系统排列以后，体验到非常强烈的感受。那么，我们可以为参加者提供什么样的安全保护呢?

有一种办法，是当事人把家庭系统排列作为另外一个治疗师长期治疗的一部分。这个病人可以有人陪伴，可以讲述他在系统排列中的体验。例如，若是治疗师熟悉我的工作的话，可以把当事人转介到我的工作坊。工作坊结束后，当事人便可以回去见他的私人治疗师，得到很好的照顾。

如果治疗师对家庭系统排列一窍不通，他可能就无法处理一些复杂的问题。在这种情况下，治疗师既不明白什么叫作纠缠，也不懂系统排列是如何运作的。那么，这会给当事人带来额外的负担。我给当事人的建议是，如果发现自己在生活中遇到了困难，最好是去向熟悉家庭系统排列的治疗师求助。由于系统排列可以影响到深层的人格，当事人在排列之后可能需要一些必要的支持。

家庭系统排列另一个令人担心的地方是，进入一些陌生人的角色会不会对代表自身产生危害？普通的参加者能忍受角色中强烈的情感吗？经验显示，如果代表接受了一个家庭成员的角色，而该成员恰好拥有极重的情感包袱，在排列中若那些紧张情绪并没有被释放，在排列结束后，代表仍然会在一定的时间内受到这些情绪的影响。

在这种情况下，治疗师有责任去帮助代表们有意识地脱离角色。对此，我个人能提供些有参考价值的经验，可以帮助当事人从代表的角色之中脱离出来。其中一个很好的方法，是让当事人看着代表们说："是我给了你们我自己的家庭成员的角色，谢谢你们代表他们，现在我要把它们收回来了。"

有些其他的情况，也会提醒治疗师要谨慎行事。我记得在一次排列中，当事人被卷入了家人的死亡，并和他们难以承受的命运纠缠在一起。当我转向舅舅的代表时，背后突然传来了一声巨响。当事人的代表在其他排列个案中早已积累了丰富的经验，此刻却昏倒在了地上。幸运的是，她没有受伤，马上恢复了知觉，站了起来。自从那次之后，我会经常站在精神压力过大的角色代表的背后，这样我可以在必要的时候及时终止排列。

有经验的代表会越来越习惯接受外来能量的影响，而初次做代表则需要时间适应。对于一个特别敏感或易受影响的人来说，要担任特别困难的角色可能会负担过重，例如代表纳粹德国优生计划中被杀害的那些残疾孩子。治疗师必须密切关注这一点。

另一件事同样提醒了我，家庭系统排列存在着潜在的危险。在一次高级培训课程里，我和妻子作为导师为一个当事人做了些排列个案后的“跟进”工作。这个当事人由我的妻子代表，她觉得有一股不可抗力将她拖向死亡，不管我用什么方法，都不能改变这种感觉。最后，我不得不接受这个最终结果，并承认自己作为治疗师的极限。我的妻子在事后难以走出这个角色。她描述她在这个角色中感到的是一种极度的寒冷与空虚，她根本无力与之相抗。她几乎用了近半个小时的运动才完全找回正常的自己。

我始终不能够忘掉这次经验，直到有一天我阅读海灵格的一本著作的时候，脑海中突然间闪过一个新的治疗方法。在接下来的一次课程中，我决定去尝试新的方法，让同样的代表进入角色。可惜，在代表进入角色后，我的新方法没有起到任何效果。那种把当事人拖向死亡的动力始终无法破除，五分钟之后，我结束了这个排列。

然而，我妻子感到的那种寒冷和空虚变得更加强烈，仿佛获得了自主的生命。另一个人的能量，对其他人来说，可以变成一次创伤的经历。这种感觉在慢慢地消失，但是有些晚上，它又会重新找上我们。我的妻子在接受了一个小时的治疗后，才终于让这些感受完全消退。那位当事人的命运已经获得了过于强大的力量，贸然进行第三次排列只会是完全不负责任的鲁莽行为。

像这样的例子告诉我们，谨慎行事是非常重要的。在这个工作里，妄自尊大或者过分自信都可以把我们推向无法控制的境地。

一对一的系统排列个案是怎样的

家庭系统排列的工作在不断演化。最初的家庭系统排列是在代表的协助之下进行的。后来发现，不一定每次都需要一整个团体来协助系统排列个案。根据个体治疗的不同需求，家庭系统排列能以不同的方式进行。对于很多当事人来说，其实要花很大的勇气才能够去见一个治疗师，讲出他们的问题。要在一群人面前去分享自己的问题，有些人会觉得很害怕，或者很不舒服。对于他们来说，参加几天团体治疗工作坊，反而是个难以承受的负担。

所以，治疗师修改了家庭系统排列的步骤，在保持基本框架的情况下，只需要两个人参与就能够进行排列。为了达到目的，有两大部分需要改变：第一个就是空间的需求，第二个就是代表的方法。这种个体治疗跟完形疗法和心理剧疗法更为接近，而不是采用工作坊的形式。

在这种只有治疗师和当事人在现场做个体治疗的情况下，我们会引入一些小物件作为代表。最简单的方式，就是在桌面上放些积木去代表家庭成员，接着排列出每个相关的家庭成员以及各自的面向。过了一会儿，这个当事人可能会利用这些积木做进一步的排列。不可思议的是，就算只有两人参与，“识知场”仍然会出现。也就是说，通过桌面上的积木排列呈现出这个家庭的问题，是完全可行的。

在积木排列完成后，治疗师和当事人便可以去感觉每个家庭成员角色。看着积木的时候，治疗师可以问当事人：“如果你的爸爸站在这个位置，他会感觉怎么样？”这种方式跟团体的工作坊有一个非常大的不同点。在团体治疗中，当事人坐着从旁观察，并且只在最后阶段进入自己的角色。但在个体治疗中，治疗师可以让自己进入每个家庭成员的角色，用在角色里觉察到的东西与当事人沟通。所有家庭成员的感觉都可以通过这种逐一感知的方式呈现出来。

虽然桌子的空间很小，但从这种个体治疗的过程中得到的洞见，跟我们在正常情况下的家庭系统排列个案中得到的洞见是一样的。但是这个过程，需要一定程度的抽象思考，才能去理解一些东西。所以，我们可以使用不同种类的排列方法，例如在坐垫、鞋子、书本，或者是纸张上写上名字，让它们来代表不同的家庭成员。

开始的时候，治疗师首先代表其中一位家庭成员，由当事人去把这个角色排列出来。然后用一个对象，如一双鞋放在那个家庭成员的位置上，然后治疗师就可以脱离这个角色，进入另外一个角色。如果治疗师或者当事人希望去感觉某个角色的话，他们可以站在那个人的位置上去感受。因此我们需要很大的灵活性、敏感度和经验去帮助当事人从一个角色跳到另外一个角色。另外一个选择，就是由治疗师个人担任不同角色的代表，而当事人的工作就是注意自己的反应。

> 当事人在排列个案中，站在自己的位置上。治疗师站在妈妈的位置上，同时进入她的角色。治疗师注意他在角色里面的感觉，然后告诉他的当事人："我感觉不到对你有任何的爱。"当事人便可以感觉一下这句话给他带来了什么样的情绪。接着，治疗师离开妈妈的角色，走到当事人身边，建议他对妈妈说："就算你感觉不到对我有任何的爱，你仍然是我的妈妈，我仍然是你的儿子。"然后治疗师再次回到妈妈的位置上，聆听当事人的发言，同时注意自己在角色里的感觉。这个过程可以一直反复进行，直到帮当事人找到解决方法。

在这种个体家庭系统排列中，当事人只需要面对积木、纸张等没有生命的对象，而不是面对真人，由此便可以缓解当事人面对真实代表的紧张情绪，让其更好地体会自己的感受。

另外一种方式，是利用我们的想象力，完全在自己的脑海里面做家庭系统排列。在下一个例子中，一位叫作乌索拉·弗兰克（Ursula Franke）的治疗师，描述了她和一个当事人的治疗过程。首先，她引导着当事人进入了非常放松的思想状态中。

乌索拉说："想象你站在你妈妈的面前，她会怎样看着你呢？你又怎样看着她呢？"

当事人说："我还好，只是感到有一点伤心，但是看见我妈妈我觉得很高兴。"

乌索拉说："你妈妈现在怎样看着你呢？"

当事人说："她带着爱，很温柔地看着我，但是我总觉得她有点不太安定。"

乌索拉说："当你站在你爸爸的位置的时候，旁边就是你的妈妈，你的感觉又是怎么样的呢？"

当事人开始哭泣："我不想站那里，我真的没办法承担那个位置的负担。"

然后乌索拉问："那你的爸爸现在怎样看着你呢？"

当事人说："他甚至都不看我，我也看不见他。"

乌索拉说："你的爸爸在哪里？"

当事人回答："不知道。"

乌索拉问："当你把他排得远一些的时候会发生什么事情？"

当事人说："我感觉会比较平静一些。"

乌索拉说："你的爸爸在新的位置感觉如何？"

当事人说："他很伤心，也很无助，那儿不属于他，他在那里没法看见我们。"

乌索拉说："你看着他的时候感觉怎么样？"

当事人指着她的胸口说："我这里好痛，非常痛。"

乌索拉说："当你退后一点的时候，会发生什么事情？"

当事人说："我感觉好一些。"她舒了一口气，然后说，"我现在能够再次看着我的爸爸了。"

这只是治疗过程的开始部分，接着其他的家庭成员也会被带进排列中。位置的改变可以对排列造成一些改变，同时当事人所说的、所听到的话语，也会令整个画面有所改变。

家庭系统排列用工作坊的形式进行有几个好处。首先，"识知场"的能量在工作坊的形式下表现得最强烈。而"识知场"的强度越高，情感的变化就越清晰、越突出。尤其是当家庭系统很复杂时，代表们在"识知场"的影响下对感受描述得越清晰，我们就越能把握家庭的整个关系网络。另外，若是当事人能够同时看见整个家庭的结构，就会在头脑中形成更为完整的家庭图像。

另外，如果家庭里面只有一个人对于这个个案起到了决定性的影响——如早逝的姐姐——那么排列可能只需要两个人就足够了。排列出两个家庭成员只是第一步。之后，若是当事人感觉自己已经准备好在团体场合下排列个案并参加了工作坊，通常会得到更加震撼、更加有深度，同时也更加有意义的疗愈效果。

在个案中排列情感、人格和物质

家庭系统排列有几个重要的发展。就像排列当事人的家庭一样，我们也可以使用排列的方法来代表一个组织，并同样能取得惊人的效果。在这种情况下，选择代表的原则基本上和选择家庭成员代表的一样，组织内的每个人，甚至整个团体都可以被代表，而且作为代表的人，能分别感觉到个人或是团体的感受。除此以外，还有一些必须要注意的事项是，对于组织来说，有些特定的秩序跟家庭系统排列的秩序是相似的，但也存在例外的情况。

不单只有家庭或者组织可以用代表的方式做排列，有些治疗师也能利用排列的方法去代表一些感受，或者人格的某一部分。一个人人格的每个部分都可以用代表的方式呈现，且得到的信息依然是准确无误的。紧张情绪可以变得肉眼可见，然后治疗师便可以根据这一情绪的发展提出解决的方法。英萨·斯帕雷尔（Insa Sparrer）和马提亚斯·瓦尔加·冯·基贝德（Matthias Varga von Kibed）两人根据这一特性发展出自己的一套排列模式，并将其称为“结构派系统排列”。

当某种感受成了当事人的主要问题时，可以把那个感受加到排列个案里面，并为之后的系统排列做准备。

有个当事人十分害怕公众场合。这种感觉非常强烈，以至于他甚至不愿在人群中出现。在个案中，当事人跟“恐惧”背对背地站着。刚开始的时候，当事人完全不敢转身。但在治疗师的鼓励下，他开始小心翼翼地慢慢转身。与此同时，“他的恐惧”的态度非常平和，并且毫无负担地转身面对当事人。当事人想让他们之间保持更远的距离，于是他后退了几步，放松了下来，然后对“他的恐惧”鞠躬，并对它说：“我尊重你，你是我生命的一部分。”这个“恐惧”感觉到自己被当事人接受，并因此变得更加友善。当事人现在可以直面它，不再害怕它的存在了。

有些跟家庭成员代表工作的原则，在这类的排列里面也同样需要遵守。例如，若是一个成员在排列里面没被看见的话，最好是改变代表们站的位置，确保彼此间有眼神的接触，或者将这些代表移去一些更加舒服的位置（更加远）。如果一个人太过靠近的话，其他的代表可能会感到有压力，或者觉得受到威胁，从而导致他们不能客观地看待其他人。但是如果代表站得太远，可能存在他还没有被看见或者是没有被看清的情况，那么代表需要去寻找彼此之间最佳的距离。在进行了眼神接触后，下一步就会自然进行下去，那就是尊重对方。而在这些例子里，鞠躬永远是表达尊重的最适当的方式。

同时，我们也需要时刻谨记情绪与命运的归属感和所有权。就好像每个成员都属于家庭一样，每个感觉都属于自己人格的一部分。当一个人尝试去对抗或压抑感觉的时候，它就会对人产生负面的影响。

像前文中提到的当事人，他因为拒绝接受自己的恐惧，便陷入一个恶性循环的旋涡中——他恐惧自己的恐惧，然后永远被这种感觉困住。在排列中，当事人可以看清他自己的恐惧，尊重它、接受它，最后化解它。这样做以后，当事人不仅可以获得身心的放松，而且可以自然地允许他的恐惧存在。只有在消解了恐惧之后，当事人才可以去寻找恐惧的根源，而这些通常能在他的原生家庭系统内找到。

一些世俗的物质，例如金钱，也可以被代表。这些物质的代表经常会有非常强烈的感觉。但是常识告诉我们，金钱不会有这些感觉。那么代表们的感觉是从哪里来的呢？这些感觉是来自当事人的。代表觉知到这个当事人作为观察者对不同物质的感觉，并通过系统排列将其投射出来。

对于有些人来说，日常问题可能会因他们自身的情绪压力而变成无法克服的障碍，这种情绪压力，其实是从他们的原生家庭而来的。在下面的案例中，当事人在当众演讲的时候变得极度紧张，无法自如地完成演讲。

当事人首先把自己跟听众排列出来。他站得离房门很近，好像随时要被拖出去一样。而观众站在他的后面，希望把他拉回来，远离这扇房门。当我引导当事人转身看着听众，第一次真正看清听众时，第一个转变发生了。当事人在听众的友善表现面前逐渐放松。但有些东西似乎还是被遗漏掉了，于是导师建议他把“演讲题目”也排列出来，因为这才是他想与听众分享的东西。当“题目”被排列出来后，题目的代表也希望当事人能做得更好。

现在我们尝试为这三者——当事人、“演讲题目”，还有听众——寻找合适的秩序，让所有人都放松下来。开始的时候，听众被排在当事人的旁边，“题目”则被排列在这两个代表的对面，面对着他们。当事人跟听众对这个秩序非常满意，但“题目”不行。他移向左边，又移向右边，但并没有发生任何正面的改变。最后，我的脑中突然闪过一个念头，决定让听众跟这个“题目”交换位置，这样“题目”就站在当事人旁边，而听众站在他们的对面，面对他们。突然之间，三个人都感觉到非常轻松。

当事人本来计划第二天就演讲，之后他告诉我，在上台演讲的那一刻，他想象着“题目”站在他的旁边。演讲开始的时候，他只有一点点舞台恐惧，以前他所承受的压力不见了。

那么这种“能量负担”，是从原生家庭中的哪部分产生的？我从当事人的历史和排列中得知，当事人有被拖向死亡的倾向（表现为向着房门移动）。这种倾向在当事人之前的一次排列中已经呈现过了，而当时新生成的一个家庭图像其实已经提供了解决方法。但在下一次的排列中，我发现已解决的问题仍然在他生活的另外一个方面留下了痕迹，也就是在他的工作上。拖向死亡的这种力量与他的工作对抗，最后造成了当事人一看到观众就过于紧张的局面。

另外一些排列个案，也显示出问题跟家庭之间的关系。

有个当事人在个案中排出了她充满问题的原生家庭。在工作坊结束的时候，她说很怕自己会变成瘾君子，因为她的丈夫就在吸食海洛因。我们把她自己跟毒品的代表排列出来。她选择了一位女士去代表毒品。

她直视前方，“毒品”站在她的背后，我建议她们仔细注意内心的感觉，跟随它们，不要说话。刚开始时，两个人都站立不动。一分钟后女人慢慢地回头，“毒品”则用充满爱的眼神看着她，并张开她的双手。女人闭上她的眼睛，让自己被毒品抱了很长一段时间。

这个个案让我们看到了潜意识的深度，让我们看见当事人除了对毒品感到恐惧外，还对其抱有另外一个层次的感觉——当事人在“毒品”的怀抱中感觉到温暖和安全。但是，是哪位家庭成员将这种感觉带给她的呢？似乎只能是她的妈妈。她真正寻找的，其实是她的妈妈，毒品只是一个不完美、不健康的替代品，而且对她起不到任何的治愈作用。

我曾经跟伯特·海灵格讨论过这些以情感、人格和物质为题的系统排列。他说如果这样做会导致当事人与家庭的联结中断的话，那他对这类排列持保留意见。从海灵格的观点来看，有些家庭成员的关系隐藏在这些感觉背后，而那些才是应该被看见、被尊重的。海灵格相信排列中存在一类危险，即过于关注非常表面或者浅薄的东西会导致整个"识知场"的消失。

在跟海灵格讨论完这些题目后，我收到了一封信，信中的内容证实了海灵格的顾虑其实不无道理。我有个朋友希望去参加我主持的系统排列工作坊，他在信中说："在排列中，你会不会根据当事人的要求选择和内在小孩[①]，或者高我[②]一起工作呢？"关于系统排列最特别的一个全新要点，就是它会引导我们实在地生活下去。它引领我们到根源去，并将其呈现给我们看，让我们了解如何跟父母，或者跟家庭联结。勇敢地面对家庭并与家庭和解是一个漫长而又艰难的过程。但是我们在这样做时，便能够更加肯定地、脚踏实地地行走在这个世界上。一个人若是不去正视家庭，而是利用"内在小孩"或者"高我"做排列，便是选择了逃避。

关于"识知场"的相关认知，我曾在内心闪过一个问题。作

① "内在小孩"是指我们内心存在的儿童人格，是我们在儿童时期积累的生活经验和方式。

② 在心理学和灵性学中广泛应用，代表个人的最好可能性。

为一种直到最近才被我们所知道的能量，它是不是某天也能被科学证明呢？这就好像金字塔可以在周围制造一个特殊的能量场一样，虽然这种现象背后的原因还是未知的，但这种现象的确存在。这意味着，“识知场”其实早已经存在——而且可以为我们所用——跟我们选择的题目或是对它的态度无关。又或者它可能是一种跟我们的心灵有联系的新的引力场？这意味着，我们既不能用命令的方式得到它，也不能中断与它的联系，否则便会带来危险。

例如，在身心语言程序学中有一个名为核心转化过程（Core Transformation Process）[①] 的步骤，通过规定的步骤，能够把一个人引领到内心的快乐和满足的状态。但是，一些不断练习 NLP 的人告诉我，随着时间的流逝，这种效果会越来越弱。

我们的心灵不允许被某些技巧操纵。如果我们尝试这样做的话，就会离开正途，迷失方向。现在，很多问题仍然没有答案，我们只能够通过经验进行学习。

作为生命训练的系统排列

家庭系统排列让我们接触到一个新的真相。很多系统排列原则也可以运用在日常生活中，这就是为什么我会把这类工作称为

① “核心转化过程”（Core Transformation Process）是由史蒂夫·安德烈亚斯和康妮拉·安德烈亚斯共同创出来的技巧。

“生命训练”。它告诉我们要获得更加丰富的人生，必须要采取哪些行动和态度。

人不是孤岛，这是第一个重要的原则。一个人在家庭系统排列中学到的是，我们所有人都是联结在一起的。而我们在系统排列中得到的洞见、呈现的感觉，都可以改变我们自己。

> 排列个案中，当事人的对面站着他的爸爸妈妈，但他仍然感觉自己非常孤独。当他看着他的爸爸的时候（当事人成长的时候，爸爸不在身边），他看见爸爸有着和他一样的孤独。于是，年轻时就自杀的爷爷也被加入到排列中，他同样感到了难言的孤独。突然之间，当事人明白了他跟爸爸和爷爷，是通过这种孤独感联结在一起的。事实上，这种感觉创造了联结。

对联结的体验能够深深地滋润当事人的心灵，让他轻松下来。如果一个人涉足系统排列很长时间的话，自身可能会发生一些很美妙的变化。这个人可能原本在家里的某个地方，例如在墙上或者桌子上，整理自己家庭的老照片。突然间，他对这些残旧、古老的家庭相片产生了浓厚的兴趣。

为什么会这样子呢？一个人若是把他的祖父辈或者是曾祖父辈的先人的相片挂在墙上，是认识到他自己是属于这个家庭的，是这个家庭的一部分。他认同自己是更大整体中的一部分。他出生、长大，可能会结婚生子，随着时光慢慢老去，最后在某个时候迎来死亡，在他之前所有的人都是这样的，在他之后所有的人也都将如此，他体验到自己是这个延续中的一部分。很多事情都可以用这种观点来看，它让我们得以重新审视诸如美丽、青春、吸引力等的重要性。一个人可以在相片里看见生命怎样到来，怎样停留，怎样离开。

一种深层的平静会出现在我们与家庭的联结中，并一代代地传下去。而且因为这种联结，我们更加能够接受生命的本质（what is）。就算你不能够完全理解它，生命的感觉也会牵着你的手继续前进。因为生命比我们是谁、我们想要什么这些概念要大得多。

对其他人的基本尊重，同样来自这种联结。所有人都跟自己的家庭相联结，就如同你跟你的家庭相联结一样。在排列的工作坊里面，在每个人把自己的家庭排列出来后，其他人的批评和偏见很快就会以一种令人惊奇的方式消失。当一个参加者——无论他平常是多么莽撞或是惹人生厌——把他的家庭排列出来后，他的感受和行动是如何跟他的家庭联结的就变得清晰可见。更加深层的理解出现了，而我们之前对他的判断和偏见会显得既傲慢又肤浅。一个人可以由此学习到如何接受其他人的本我。

在排列中，鞠躬是最能表达尊重的方式。经验显示，当代表们相互鞠躬时，就算只是在做练习，也能带来相当的改变。最重要的是，鞠躬必须出于真心，而不是为了做而做。接受鞠躬的代表，可以马上分辨出鞠躬是否出于真心。有些代表非常惊奇地发现，自己在鞠躬的时候并不会感觉比其他人卑下。事实上，他们依然感觉良好，并不会有孩子被迫向父母鞠躬时的感觉。接受别人鞠躬的人同样不会觉得自己高人一等，而是对鞠躬者保持着同样的尊重。

玛莉安·法兰克－格里克施（Marianne Frank-Gricksch）是德国一所中学的教师，她描述了自己和一些 11 到 13 岁学生之间的讨论内容。双方讨论的题目是尊重以及如何表达感谢，最后他们选择了双手合十鞠躬的方式，而这种做法对土耳其跟印度的孩子来说实在是再熟悉不过了。每天早上，都会有几个孩子代表所有的学生，对着全班同学微微鞠躬。然后整个教室，都会弥漫着尊重的气氛。玛莉安·法兰克－格里克施女士描述的关于群体与归属感的例子同样令人动容：

> 我曾经有个学生，虽然他是个非常有天分的孩子，但他经常在德语课和道德课上捣蛋，欺负同学，而且从来不完成作业。没过多久，班上所有的同学都觉得他太过分了，他们想找个机会当众告诉他，他做过的事情令所有人都很愤怒。我拒绝了，并告诉他们再耐心等待一天。
>
> 第二天，在开始上课前，我把这个问题学生叫到全班同学的前面，我告诉他我们所有人都有一些话想对他说。我开始对他说："雷诺，你是我们中的一员。"22 个孩子每人都对

他重复了同样的话。在最后一个人说完后，整个教室里充满宁静，而我们对这种宁静是非常熟悉的。真诚事件发生时，总是伴随着这种宁静。雷诺哭了，然后静静地坐在自己的位子上。

我们再没有讨论过这件事情，而雷诺抓住了这次机会，在后来的几个星期内改变了自己的行为。

生命训练中另一个重要的原则，是增强对自己的责任的觉察能力。这不是一件容易的事情。私下里，我们往往认定自己在冲突跟争论之中是无辜的，是受委屈的一方。我们情愿看见自己扮演受害者的角色，而不是加害者的角色。作为受委屈的人，我们自然会对那些欺负我们的人心生愤恨。

当事人在和男朋友同居三年后怀孕了。她知道男朋友根本不想要孩子。因为害怕失去他，当事人安排了堕胎并坚持要男朋友在堕胎时陪伴她。一个月后，男朋友跟另外一个女人坠入爱河，离开了她。

在她自己的排列个案中，她感觉自己对前男友抱有强烈到压倒一切的憎恨。她控诉他不想要孩子，似乎没有任何东西能够穿透她的憎恨。于是，我建议给她一句话："我自己承担堕胎的责任，我也让你承担你自己的责任。"说了这些话之后，她好像突然间醒来一样。她内心那种刻骨的憎恨变

成了愤怒，而在那愤怒之下，我们发现了她的痛苦。

当事人在开始时将所有的责任都推给了她的前男友，并没有看见自己需要承担的那部分。在她注意到后，她的表现方式和态度就彻底改变了。家庭系统排列可以让人看到他们自己的那部分责任，将事情的来龙去脉展现得更清楚。然后，我们就可以看见对方的过失，同时也看到自己的过失。

我们的人生经常被自己的想法、意图、信念所主宰，似乎这些比我们真正的行为更加重要。最终，家庭系统排列让我们看到事实的力量——真相的力量。

那些心怀善念同时也不愿做恶事的人常常会觉得自己无辜。这就导致了“伪抵抗者”的出现——他们虽然参与专制政权的恶行，却总是感到自己是无辜的，因为他们这样做并非自愿，而是“被迫的”。

家庭系统排列帮助我们认识到，我们要为自己的行为负责，同时，也要为行为的后果负责，无论我们找什么理由让自己逃避现实都无济于事。一个人在喝得酩酊大醉后杀了另外一个人，事后仍然可以用法律上“没有分辨能力”或者“头脑不清醒”脱罪。但是，家庭系统排列告诉我们人的潜意识并不会就此放过他。一个人必须要承担自己的罪疚，以及导致他人死亡的责任。真相一旦被揭露出来，就不再为我们自己的想法、意念所阻碍。它就在我们的眼前，简单、清晰，毫无伪装。

这条规律同样也适用于那些在日常生活中心怀恶意并将其付诸行动的人身上，内疚也会找上他们。

当事人把她的家庭排列出来。她的妈妈不想要她，在怀孕的时候经常考虑堕胎，但最后，她还是把孩子生下来了。妈妈感觉无颜面对她的女儿，不敢直视女儿的眼睛。

然后妈妈告诉女儿："我曾经想过把你堕掉，但我并没有这样做，而是把你带到了这个世上来。"这句简单的话，化解了她的内疚感，让她能够满怀爱意地看着她的孩子。

事实有它自己特别的力量。当我们暂且搁置自己的想法，仅仅去直视事实的时候，头脑中含混不清的东西就会逐渐消散，我们也会由此获得更多的力量。

与此同时，当一个人能够用简单的词句表达内心的情感时，他往往会发现另一种力量。代表们无须过于激动，仅仅说出"我生你的气，我指责你"就足够了。令人惊奇的是，若是在日常生活里面也这么做的话，会获得比情绪爆发更好的效果。玛莉安·法兰克-格里克施女士讲述了一个她学校里的例子：

"我很抱歉"这句话，再加上一个微微的鞠躬，对于解决矛盾会起到奇效。就算是孩子们，也知道单是"抱歉"这句话本身并不足够。

孩子们想知道这种象征性的动作能否应用到日常生活中。后来他们发现，一个人的行动、身体语言和一句准确的话已经足以起到很有用的效果，特别是补上一句真挚的“我想跟你和解”。否则，孩子们可能需要向他们的父母、师长、朋友解释一大堆的理由却依然无法取得良好的和解效果。

孩子们开始将这个方式应用到实践中。很多报告表明，当他们用简洁的话语和尊重他人的行为与其他人重新建立起情感的联结时，他们会感到非常骄傲。同时，孩子们注意到这些行动必须发自内心，要不然是没有用的。孩子们越来越享受把这些实践出来，甚至发展出一套标准的流程。当上课迟到时，他们会走到讲台上，面对着所有同学微微鞠躬，然后说：“我很抱歉。”通常我们会忍不住哄堂大笑，因为我们能够看得出这不是真心的。在情绪缓和后，我们可以去寻找一些更加合适的话语，例如“其实我并不在乎有没有迟到”，或者“我觉得还是找一个借口会比较好，因为我还没想道歉”。

除此以外，家庭系统排列还可以传授生命的经验。人们在代表一些不认识的人时，会由此了解到一些自己不熟悉的东西。当年轻的女人代表曾外婆，充满自豪地看着她的曾孙、曾外孙时，她就能体会到六十年之后才能有的感觉。当强硬的单身主义者进入爸爸的角色时，他可能会充满骄傲地看着孩子们，并获得一些全新的而且是重要的理解。

同时，有一些极端角色代表起来是很困难的，例如纳粹德国党卫军，或者纳粹德国治下的犹太人。因为工作坊里缺乏男性，女性往往会体验做男性代表，但这也不是易事。一位女性代表的角色是叔叔，曾经性侵犯当事人。之后她讲到，她在排列中突然感到强烈的性冲动，这对她来说是全新的经验。这类角色，带领人们经历人性的高低起伏，同时带给他们平时接触不到的、全新的洞见。这些角色引导人们进入自己的内心深处，帮助人们深刻理解他人和自己的命运。

第七章

家庭系统排列的潜在用途

前面几章介绍了家庭系统排列的背景和运作方式。在本章中，我们会发掘一些全新的领域。家庭系统排列的用途远超我们到现在为止所介绍的范围，它拥有巨大的潜力。从某些角度来说，这个方法其实才刚刚起步，尚不能预见所有的发展方向。

家庭系统排列与罪犯

犯罪行为和罪犯问题，已变成现今社会的焦点。统计显示，不同年龄阶段的暴力行为都在日益增加，特别是在青少年中。恶性事件不断曝光，媒体都在探讨该如何解决这个问题。那么造成这种局面的原因是什么呢？要解释这个问题看起来极为困难，而社会对此的努力却收效甚微。

研究犯罪原因需要回答两个主要的问题。第一，为什么一个正常中产阶级家庭出身的人，会变成罪犯？第二，为什么一些罪犯在经受制裁后依然不断犯罪，直至成为惯犯？当前关于性犯罪问题的讨论表明，直至今日，这两个问题还没有得到充分的解答。罪犯们这些无法解释而又残忍万分的行为，不断地冲击着公众。有时候，加害者有着不幸的童年遭遇，因此他们可能会用同样的方式对待其他人。但这种解释并不是在所有的案件中都成立，那么这些人为何会做出这些可憎的行为呢？

哪怕是治疗师和精神科医生也不能对此提供令人信服的答案。例如，当被问到加害者究竟受了什么刺激，以至于他们能够如此沉迷在虐待与折磨儿童里，有些专业人士的答案是："对于加害者来说，他完全是出于想寻求新奇刺激才犯下了罪行。这种感觉对他来说就好像第一次在雪地上行走一样快乐。"另外一个针对这个问题的解释是："很简单，犯罪的快乐驱使他如此行事。"这个解释引发的问题比答案更多。为什么这些人会有这种变态的欲望？有些解释说是基因的原因，但这似乎只是在没有其他可能的解释下安抚人们的权宜之计罢了。

伯特·海灵格的方法，则告诉了我们一个全新的答案。人们对将家庭系统排列用于教改所的兴趣正在增长。实践只是刚刚开始，还需要因地制宜。

我们需要调整一些已经讨论过的秩序和原则，来适应罪犯的特殊情况。罪犯同样是父母亲的孩子，是家庭成员之一。很多犯罪行为的原因，可以追溯到罪犯的原生家庭。重复犯罪的原因，就像无法避免的命运一样，是可以在与家庭的联结之中找到的。

我们在涉毒犯人的家庭背景里面，能够很清楚地见到他们与家庭中一些死去的人有联结。他们被一些力量拖向死去的人，拖向死亡，而毒品是达到这个结局的工具。因此，他们对毒品的渴望，经常比戒毒的意志要强烈得多。有个当事人在多种药物的作用下表现得极为冷漠，但是她仍然能够把家庭系统排列出来：

犯人的母亲是家里七个孩子之中最小的。因为吉卜赛人的身份，在纳粹德国时期，她和六个姐姐都跟着父母被运送到集中营，迎接被毒死的命运。而在运送去集中营的途中，当事人的母亲被其中的一个姐姐故意落下，并最终活了下来。当事人的家庭系统排列显示出她的母亲深爱着自己的家庭，而这份爱把所有人，包括活着的女儿，都拖向了死亡。当事人站在那里，充满痛苦，面对她死去的家人，深深地鞠躬，并对她们说："我尊重你们的死亡和你们的命运。如果我继续生活下去的话，请你们为我开心。"说完这句话，她感到平静了下来。

这个排列非常清楚地显示出，跟死去的家庭成员的联结会让一个人因为自己的幸存而感到内疚，生存的力量和意志在这个人身上几乎完全消失了。

在家庭系统排列中，我们发现很多犯罪行为都有类似的原因。尤其是在那些似乎毫无理由的青少年暴力事件中，经常能发现他们的罪行与其家庭成员以前犯下的暴力行为有关。可能孩子的叔叔是个谋杀犯，并通过联结影响了孩子。有时候孩子会爆发一种愤怒，而这种愤怒属于他的父母或者其他先人，只是一直被控制或者压抑着。

从家庭成员那里承接过来的愤怒展现出一种独特的现象：愤怒的人感觉自己的行为处事是正确的。但对于事实真相，他可能完全不了解，也不能正确看待自己的行为。任何因为纠缠而成为罪犯的人都会认为自己是无辜的。这种纠缠使人很难体会自己的罪疚感，他也不会悔改。

家庭系统排列向我们展示了这些联结的力量是多么令人惊叹。这种盲目的力量驱使后来者去模仿先辈，压制了他们抗拒犯罪的意志力量。只要这种无形的邪恶联结没有被化解，很多加害者就会继续犯罪，就好像是必须要遵守预先设置的程序一样。

跟罪犯工作和与普通家庭工作的机制是相同的。只不过这些机制的负面效应更加明显。惯犯所拥有的家庭背景比那些守法的公民的更加沉重。

在跟罪犯工作的时候要遵守三个步骤。前两个步骤和解决任何纠缠一样。第一步，是让这个罪犯认识到他的行为与自己的家庭有关，必须发现自己跟家庭联结的那种爱的根基。可以想象，一个准备好牺牲自己的生命的孩子，如果家庭需要他做某些事，他也会欣然成为一个罪犯。

第二步，就是去解决或改变这种带有负面效应的家庭联结。

这包括去敬重那些与自己有联结的人的命运。然后，这个罪犯就可以把先人的责任交还给他们，让他们为自己的行为负责。

第三步，是让罪犯为自己的行为负责。在刑事罪行中，罪犯要能够承认自己的罪疚感。让加害者正视自己的犯罪行为是非常有必要的，只有这样他才能真正认识到自己的罪疚感。更加准确地说，他要正视受害者。事实上，尽管我们已经累积了多年的治疗经验，但让罪犯做出实际改变依然未能在治疗中得到应有的重视。如果这个加害者没有正视过受害者，那么他永远都不会清楚自己究竟干了什么。只有跟受害者正面相遇，才能让加害者觉悟，让他悔改。法庭上强制要求的认罪通常起不到根本的作用，不过是罪犯为了避免重罚而进行的妥协。

另一方面，当加害者跟受害者相遇时，通常会带来正面的甚至疗愈的效果。这是所谓的加害者对受害者补偿的基础，或者称为“伸张正义”。这是一种新的服刑方式，特别针对初犯和青少年罪犯。在这种方式中，加害者在与受害者会面时认清自己的罪行，并与受害者达成一个“补偿”协定，偿还受害者被侵害时的一些损失。加害者有机会目睹自己的行为所造成的后果，看见他所造成的错误，同时尽可能地弥补他的过失。

家庭系统排列个案中，加害者和受害者被排列出来，这与两个人在现实生活中真正会面有着相似的效果。事实上，这种效果可能更加强烈，而且震撼力持久。正如我们经历过的许多家庭系统排列一样，这种感受会通过代表们以一种非常打动人心和具有强大威力的形式出现。真正的加害者从旁观察排列个案，不会感到有压力，也不会为了观众去假装后悔。他其实也成了观众的一分子，是观察者。通过这种方式，他能够获得一些内在的空间去面对他过去的行为，并且在内心的深处思考弥补的办法。

排列个案能让加害者直面受害者，正视其做过的行为和导致的后果，而不是忽视它的影响。加害者跟家庭的那种深层的联结在系统排列中变得清晰可见。加害者也无法逃避行为的责任，因为这一切就呈现在他的眼前。罪犯进行服刑所要达成的一个目标，是让罪犯承担犯罪行为带来的后果，而这种方式可以帮助达成。

我在监狱里做过的家庭系统排列个案充分证实了以上内容。犯罪者跟家庭的深层联结在排列中变得显而易见。下面是个因诈骗罪而被判入狱的罪犯的例子。

> 开始时，罪犯本人、她的家庭、诈骗案的受害者被排列出来。当罪犯面对受害人时，她的情感并没有半点波动。罪犯的妈妈有种感觉，想怂恿女儿去欺骗，参与各种欺诈行为（这个犯人后来说，她的妈妈在她小时候，曾经教唆她去商店里面偷东西）。女儿感觉跟妈妈联结得非常紧密，但她与受害者之间的疏离感并没有改变。
>
> 当罪犯的外婆被带进来的时候，情况开始发生变化。罪犯感觉到跟外婆特别接近，并认为她是个骗子。罪犯的妈妈走到两个人的中间，对罪犯说："我是大人，我现在承担自

已的罪疚和责任。你只是个孩子。”然后她又补充道：“终于可以停止了！”现在，罪犯感觉到自由了。她能够看着受害者，跟她说：“对不起。”

某些行为因为家庭的原因从而产生强大的负面影响，在这个案例中清晰可见。在这个个案中，从外婆到妈妈，再到外孙女的这种伤害性的联结，制造了一种去欺骗其他人的内在冲动。罪犯犯下的诈骗罪行现在通过这种方式呈现出来，而且一定程度上得到了解决。然后这个犯人，才有可能对她所犯的罪行进行悔改，而且能够向受害者（代表）表达悔意。

那么，当一个人在这种情况下接受自己的罪疚感时，会产生哪些内在影响？特别是在谋杀的案件中，这个问题和其他问题一再被提出。杀人犯离开自己的家庭，走出房门，或躺在死去的受害者旁边，对于他们来说意味着什么？他应该自杀吗？或者除了抛下一切之外，有没有其他解决办法？这种方式意味着什么呢？

海灵格于 1998 年年底在英国伦敦附近一所监狱做过的排列个案，给了我们一些启示，启发了我们如何处理这些有沉重罪疚感的个案。

排列个案中的男人在酒吧打架时把一个人打死了。到排列个案开始的时候，他已经服刑了十二年。只有罪犯跟受害者被排列出来，而我当时是受害者的代表。开始的时候，我们不能够正视对方。我的心中升起一股杀气，感觉自己下一秒就会杀了对方，犯下罪行。这个罪犯的代表开始哭泣，最后跪倒在地板上，放声大哭。我感觉心有愧疚，把手放在他的肩膀上安慰他。过了一段时间，我们两个互相看着对方，最后拥抱在一起。又过了一段时间，我们感觉已经足够，就站起来，向后退去。

这个排列个案显示了加害者如何承受自己的罪疚感。加害者正视受害者的眼睛，明白他所做过的事情。这样，他才会为自己的行为负起责任。然后，或者是在那一刻之前，他感觉到那份强烈的痛楚，并接纳它进入内心。过了一段时间，痛苦消失了，正面行动的力量出现了。这个过程没有捷径可走，也不能随意加快。

在该次的排列之后，一位经验丰富的系统排列治疗师根达·韦伯（Gunthard Weber）对代表加害者的那位男士说，他从来没有感觉到那样的痛苦。而真正的加害者，一直在观察这个排列个案。他十分感动，并说道："我感觉得到，这么多年来我一直都希望能这样做。"

另一个很有启发的排列个案，发生在一所少年感化院。有一群库尔德裔的青少年，从来不跟学校里的德裔青少年交往。同时，库尔德裔族群的成员之间经常发生暴力冲突。

一个人被挑选出来代表德裔的青少年，另外一个被选为代表库尔德裔的青少年。为了得到关系动力的完整图像，一个人被选择代表校方，另一个则代表社会工作者（社工）——他的工作是让这些青少年重新融入社会，加快感化步伐。

个案中的两位青少年，面对面站着，彼此相距很远。少年之间，站着校方和社工，同样是面对面。少年们看着对方，把对方当成敌人。德国少年感觉自己比库尔德人更优越，而且藐视他们。校方觉察到一种压抑的暴力气氛，社工也感觉到了，同时觉得自己很虚弱。

我试图去找到一个适合的解决方法。开始时，我让德国少年和库尔德少年并排站立，他们之间那种紧张的气氛马上就缓和了下来。然后，我又把校方放在首位，面对着两位青少年。这是因为家庭和组织内有个秩序——负责整体安全与福利保障，或者负责持续改进现状的人，应该站在首位。

在这个位置上，校方的代表能够感到轻松，同时感觉可以跟社会工作者一起工作。而那些青少年，在这个秩序之下，也感觉很好。

社会工作者站在第二个位置，即校方的左手边，同样面对着青少年。但是跟其他代表的感觉相反，社会工作者的代表觉得很差劲。他拒绝站在校方的旁边，而是想站在两位青少年的中间。当他站在他们中间的时候，所有的参加者都立刻感觉到一股压力。我在那一刻中止了个案，因为找不到好的解决方法。

当我们以客观的角度看待刑罚系统时，就会发现系统的一端连接着那些犯人，另一端连接着执法人员。执法人员的任务是去执行犯人的刑罚，其内容跟目标是法律规定的。对犯人来说，与社会工作者接触，也是服刑的一部分。

这个排列是一个体现了社会工作者们的内在冲突的完美的例子，表现了他们作为这些惩教机构的雇员，如何服务所属的机构。他们感觉自己其实跟这些犯人更像一个团体，而不是与行政机关站在同一阵线。这些社会工作者有时候漠视了一个事实真相：他们在晚上可以回家，而被他们服务的这些犯人仍然是被关起来的。但这些罪犯却很清楚这个事实，所以不会认真对待社会工作者们理想的承诺。他们反而经常利用社会工作者，去达到他们自己的目的。

这样利用社会工作者，其实是一种挑衅，因为社会工作者也有他们的界线，不会允许自己被肆意利用。当他们说“不”的时候，界线就会被建立，避而不谈的真相就会浮现。一方面保持界线，一方面接近犯人，就会产生内在和外在的冲突，增加社会工作的难度，很多社会工作者在短短的几年之内就已经精疲力竭了。

那么像这样的排列能带来什么好处呢？它能显示出结构性的冲突及其影响。曝光潜在的纠缠问题是很重要的。社会工作者所具备的将各个功能组别联合起来，在界线之内工作的能力，是成功感化的前提条件。

男人与女人

对于家庭系统排列来说，男人跟女人是永远也说不完的题目。男人与女人之间有什么动力呢？系列排列里面，他们的秩序根基何在？很多不同的变化会出现，但都指向了同一个主题。

在我看来，家庭系统排列是一种发现深层真相的方法。在我们每天生活的现实的底下，隐藏着一些更深层的真相——我们经常没有觉察到的真相。家庭系统排列带领我们深入这个层次，在面对这些真相时，我们能得到非常大的启发。以下的排列个案，是在为期一周的培训课程的最后一小时内进行的。有个参加者报告说，她在过去几天里已经意识到自己对男性的恐惧。因为时间关系，我只是帮她做了一个简短的排列：

这个参加者首先把自己排列出来，然后把“恐惧”的代表直接放在她的身后。然后在自己的代表对面，她排列了“男人”的代表，“男人”的对面是“女人”的代表。

参加者的代表率先转过身，面对她的“恐惧”，我建议她对“恐惧”鞠躬，表示尊重。她这样做了，然后就表明这不是发自内心的，与她的真正感觉不符。当她对“恐惧”说“我不想敬重你，我想抛弃你”时，她感觉很放松。然后，她看着“女人”的代表，感觉很亲切。当她站在“女人”代表面前时，她感觉自己充满力量。“女人”代表对她说：“恐惧是我人生的一部分，我会感到害怕，也包括对男人的恐惧。”“女人”代表和“男人”代表正视对方。“你现在感觉怎么样？”对这个问题，“女人”代表回答：“我感觉他很迷人，同时我也有些害怕。”于是，我让她直接把这句话说给“男人”听：“我被你迷住了，同时又有些害怕。”然后，我又建议“男人”代表说：“我也觉得你很迷人，同时我有些害怕。”这句话很对应他自己的感觉。

男人跟女人，在根本上是不一样的。因为如此，所以双方总觉得对方有些陌生。这些不同创造了魅力，也创造了恐惧。恐惧容易变成攻击，作为一种保护或防卫的武器。“攻击是最好的防御”是对这种行为绝妙的描述。因为夹杂着这些差异和恐惧，所以男女之间常常发生龃龉，产生的负面感受代代相传。这些由来已久的感受，成为今天男人与女人相处时的状态。

一个大概60岁的瑞士女人，把她的家庭排列了出来。她说在家庭历史中，没发生什么特别或是创伤的事件。然后她说到自己的妈妈。妈妈在爸爸及爸爸的家庭的要求之下，在婚礼之前把自己所有的牙齿都拔掉了，因为这会帮助他们在未来生活中省点钱。我很震惊，于是决定让爸爸对妈妈说：“是我让你拔掉所有的牙齿的，我承担这个行动的责任。”但是他说不出口。然后，我把爷爷排列出来，他说：

“女人的牙齿必须拔掉。我和我之前的所有男的都是一个态度，女人的牙齿必须被拔掉。要不然的话太过危险。”奶奶面对此景仍然保持令人震惊的平静，于是我让她说一句话，而她也觉得非常准确，她说：“我可能很危险，但是我也不想。”

在排列之后的讨论中，当事人提到瑞士某些地区的风俗就是拔掉新娘的牙齿，而这种风俗大概40年前才消失。其实这个女人也有八颗牙齿被拔掉了：上下左右每边两颗，是她18岁的时候在父母的要求之下拔掉的。

在一段关系里面通常存在一种情况，即伴侣一方很有攻击性，另一方则非常平和有耐性。但是，我们有时候会发现一些更加深层的动力。外表上看起来很平和的伴侣，其实反而更加富有攻击性；表面上攻击性大的一方，其实是比较害怕的一个，发脾气只是他们的防御手段。

只容许其中一个伴侣有攻击性，可能是两性关系中一种健康的防护机制。但除此之外，还有什么其他选择呢？家庭系统排列让我看到，如果两个伴侣之间攻击性升级的话会发生什么。

一个女人把自己的家庭排列了出来。爸爸曾经在晚上狠狠殴打妈妈。在排列个案中，两个人站在对面，互相仇视。两个人都想成为更强的一个，而且排列显示出女人是故意去挑衅男人的。

只有当这个女儿，把父母的责任交还给他们，并在内心把他们放下，才能得到解决方法。最后，父母双方都改变了面向，回到了女儿身边，所有人的紧张情绪才彻底缓和了。

当男人跟女人之间的争斗升级到暴力冲突时，问题就变成："谁会杀死谁，怎样杀？"电影《玫瑰的战争》(*War of Roses*)就是丈夫与妻子之间的战争的最佳讽刺。两性都有能力做出凶残的攻击行为。这属于我们人类集体的共有遗传，是我们每个人都拥有的能力。无论是在非洲、以色列还是前南斯拉夫等地，我们都能在战事与冲突中看到人类的这种攻击潜能。它们经常发生，以至于我们对此已经习以为常了。男人杀死男人，也会杀女人跟孩子。前南斯拉夫曾经报道过的大规模的强奸，正是体现了男人把憎恨赤裸裸地宣泄在女性身上。

通过系统排列，我了解到，女人的仇恨同样凶残，她们的内心也潜伏着很多愤怒。通常她们对它完全察觉不到。而在表面上，她们通常对男性缺乏尊重，对他们不屑一顾。在工作坊刚开始的时候，这些愤怒潜伏着。只有在过了第一天，或者更长时间后，这种愤怒才会完全呈现出来。

一个参加者想去解决她跟男人之间遇到的困难。她感觉到她对此"完全无能为力"，而且怀疑这些问题可能跟自己和父亲的关系有关。她有过七段关系，每段关系的持续时间大概在半年至三年之间，她把那些男人全部排列了出来。她也排出了第八个男人，也就是她现在的男朋友。

她能够敬重前三个男人，向他们道别。但当她试着这样对待其他男人时，她注意到自己没办法理解他们。其他男人只能站在那里，第四个男人愤怒到想立即离开。突然间，空气中弥漫着紧张气氛。对此，参加者想说一句话："如果有人应该离开的话，那个人会是我。"因为没办法跟男人相处，她一直感觉自己是个受害者，但她这种压抑的愤怒，现在呈现出来了。然后，我建议她向现在的男朋友说一句话："你是下一个。"她认为这句话十分准确。我又把她妈妈排列在她旁边，参加者感觉自己和她很亲密。我建议当事人指着她面前的这些男人对妈妈说："你看，为了你，我把他们都'杀'了。"当事人觉得这句话也非常准确。

这个由来已久的愤怒是通过很多代传下来的。愤怒的原因并不能在女人自己的人生中找到。她的妈妈有这种愤怒，外婆也有。它来自过去的时代，在那时女性没有什么选择，必须接受困苦的生活，同时压抑她们的情感。另外，战争所造成的痛苦跟暴力，也是造成女性愤怒的部分原因——在战争中她们失去男人（儿子、爸爸、爱人），还要被迫承受男人在战争时期对她们做出的伤害。这就是为什么在系统排列里面，经常会出现通过几代积累而传下来的女人的愤怒。这些女人压抑了太多痛苦，早已变得非常愤怒和怨恨。这种强烈的痛苦是可以被身体感知到的。这样的女人，经常在家庭里发泄她的愤怒，但她自己却觉察不到，仍然以为她的行为只是对当时的情况做出的正常反应。但就算是一些鸡毛蒜皮的小事，仍然可以激发她强烈的愤怒，因为她相信另外一个人才应该是被责备的对象。

亲密关系里面的所有攻击性，并不都是为了毁灭或羞辱另一个人。攻击性在亲密关系中通常有其他目的。下面的例子证实了这一理念。

当事人15年来深受疾病的困扰，她一边用保险支付药费，一边又从她的丈夫那里拿钱去做另类疗法。现在她正在接受一种非常昂贵的新疗法。她丈夫从家里继承了一笔财产，想用这些钱去中国旅行，而不是为太太支付额外的治疗费。

在排列中，当事人站在丈夫对面，距离很远。这个丈夫一只手握拳，而另一只手抓住了握拳的手的手腕。他说了这句话："如果我不握着这只手，我就会杀了你。"他对妻子有谋杀式的愤怒。女人起初对这句话并没有太大的反应。她发现有一句话准确反映了她的感受："我凌驾于你和你的愤怒之上。我不会尊重你，我也很愤怒。不过就是浪费了15年的光阴罢了。"

当男人对她说"够了"时，双方才找到解决方法。女人笑着对他说:"终于可以结束了。"于是,男人承认了让双方冲突升级时他那部分的责任:"我的行为的确无法赢得尊重。"女人说:"我挑衅你,是因为我想去尊重你。"两个人都能够走近对方,相互微笑,男人又一次说:"但我还是想去中国。"

这个排列显示了亲密关系中常见的模式。女人挑衅男人,是为了去看见他的愤怒。许多男人发现自己很难恰当地表达自己的愤怒,尤其是在面对自己的妻子的时候。

具有讽刺意味的是,女人如果从来没有看见自己的男人愤怒的话,也会生气。女人有种需要去看见这种愤怒的强烈愿望——不是暴力,而是力量跟实力。女人所要承担的风险,就是男人控制不住他的愤怒。如果男人能够用非暴力的方式表达这种愤怒,女人就会松一口气。"终于可以结束了!"女人在排列个案中说了这句话。她很高兴见到丈夫不再忍气吞声,而是用一种可以控制的方式进行表达,划定一条界线。如果他的愤怒演变成身体的伤害,就不会出现这样的结果和感受(女人就不会说出"终于可以结束了")。

丹尼尔·戈尔曼[①](Daniel Goleman)总结道:男人比女人更容易被愤怒等强烈情绪所"淹没"。如果一个人被情绪"淹没",他

① 丹尼尔·戈尔曼(Daniel Goleman)是情商(Emotional Quotient)这一概念的提出者。

可能会失控，不能理智思考，只会一味诉诸原始反应。从生理上来说，当被情绪“淹没”时，一个人的心跳可以在几秒钟之内，加速到每分钟比正常快 10 下、20 下，甚至 30 下的地步。

在亲密关系中，男人的情绪比女人的失控得更快。研究显示，男人的脉搏通常会比他们的妻子的加速得更快。但是，当他们开始冷静的时候，脉搏会马上慢下来，平均每分钟慢 10 下。这就像是有一个健康的防卫机制在亲密关系中工作一般，它会确保愤怒不会令两个人同时失控。

但是，两难的是：当男人冷静下来时，女人的脉搏反而飞快地加速。女人现在比男人更加紧张，变成下一个情绪失控现象的受害者。

男人之间的攻击性，跟男人与女人之间的攻击性相比，有不同的目标（我个人在排列个案之中，还没有体验过女人与女人之间的攻击性，所以没有在这里介绍）。男人之间的攻击性比较单纯。

有个女儿把自己的家庭排列出来。她的爸爸信任她能保守秘密——他曾经在非洲杀了一个人。她是唯一知道这件事的人，而这个秘密是个非常难以承受的负担。我把两个男人，还有女儿都排列了出来。

爸爸十分害怕另一个男人。另外那个男人散发着敌意，时刻准备好战斗，感觉自己高人一等。他对爸爸说：“我比你强壮。”我建议爸爸回答：“但是我杀了你，我比你更强壮。”爸爸又说：“同时我也比你敏捷。”另外那个男人不能接受他死亡的事实，依然感觉自己很强悍。紧张气氛仍然无法消散。

最后的解决方法是让他们两个人互相鞠躬，在获得解脱的同时相互表示尊重（十分重要的是，爸爸依然要告诉女儿他犯下的过错，因为这在他们之间创造了一个联结）。

男人之间的攻击性更像一种力量的比试，在这种比试的表面下，其实是一种伙伴的关系。这种冲突比较接近运动比赛，而不是针对个人。亚洲的武术很好地表现了这种“表面下的伙伴关系”——双方在开始比武前会相互鞠躬。这种鞠躬在系统排列里面同样能缓解紧张气氛。

在体育运动中，力量比试的终结也是一种仪式。在摔跤比赛中，失败者若被按倒在地上，拍地三次，就表示比赛结束。但是，当战斗关乎生死的时候，死亡就成了一种可能要面对的结果，并且会被双方毫无异议地接受。我在排列个案里面反复体验过，相互敌对的士兵们面对对方，没有任何一方会因为在战斗中死亡而指责另外一方。

这种鞠躬是否同样适用于男人跟女人之间的争斗呢？我曾与妻子在上文所说的排列个案结束之后讨论过这个问题。我们两个人同时得出了相同的结论，那就是“不”。

那么什么才是合适的结局呢？拍三下地板？又一次，我们几乎同时得出了以下的结论：对所谓的力量比试[①]来说，“合适”的结局是伴侣之间通过公平比试，共同庆祝得到尊重，赞美对方的力量，达到相互满意的结局。

另一方面，当女人比较强时，她会拒绝男人，甚至不尊重他。我的妻子记得有几次，她在力量比试中，不管是在情感还是智力方面都赢了男性。她感到了短暂的胜利感，但接着对这个男性心生鄙视，不再认为他是个真正的男人。

这种由来已久的现象在《尼伯龙根之歌》里的布伦希尔德（Brunhilde）跟齐格弗里德（Siegfried）的身上清晰可见。布伦希尔德是个身体强健的女性，无人能敌，结果她被能隐形的齐格弗里德征服了。但是龚特尔王（King Gunther）假借齐格弗里德之功与她结了婚。在他们结婚的那个晚上，布伦希尔德把国王吊在窗口，宣示国王比自己弱小。她对国王只有鄙视。

那么男人跟女人之间这种由来已久的比试有什么目的呢？在吸引异性的时候，这是必不可少的。只有当男人比女人更强壮的时候，女人才会接纳他们成为自己的伴侣。通过这种方式，男人向女人显示自己有能力保护她。只有这样，女人才能够全心地把自己托付给他。

尊重是这种力量比试中的结果。从这方面讲，男人跟女人没有什么不同。他同样喜欢这种挑战，因为男性很难尊重太容易服

① 力量比试，最好的注解是“耍花枪”。

软的女性。要是过程太过轻松的话，他们之间是无法建立联结的。男人希望女人去挑战他。然后，他可以尊重她并约束自己，这样联结才能成功。

这就是为什么“征服”和“被征服”的概念，不适用于男女之间力量的比试。因为在亲密关系里，既没有胜利者，也没有失败者。在性这个问题上，情况也是如此。胜利和失败在这种情况之下是不适用的。

那么当一个人吸引到伴侣，联结被建立之后，会发生什么事情呢？伯特·海灵格是这样描述的：“女性跟随男性，而男性服务女性。”这是什么意思？这句话的背后有什么含义？

在家庭系统排列中，负责保卫家庭安全的往往站在第一位。直到现在，在我们的文化里面，男人依然要负责家庭安全。从传统的分工来看，男人要照顾家庭的生存需要，也就是说，保护妻子和孩子并养活他们，是男人的责任。他必须承担起战士的角色，必须要去抵抗所有外来的威胁。因此，男人要拥有必要的力量。这个角色仍然是男人自我身份的一部分，即便它在日常生活中不易觉察到。我有一个和罪犯一起工作的朋友，他告诉了我一对夫妇曾经遭遇打劫的故事。这对夫妇坐在自己的车里，劫匪用刀恐吓他们。这个丈夫受到了很大的创伤，因为他当时没有承担起保护者的角色。

第二次世界大战集中营的生存者有着相同的故事。对于犹太男人来说，最痛苦的，莫过于他们没有任何力量让妻儿免于被羞辱的命运，他们无法承担保护者的角色。

除了保护家庭免受外来威胁外，男人还要挣钱，负责创造最安全的家园。他在外界代表自己的家庭，同时把家庭跟世界连在一起。男人带领家庭在世界立足，所以女人跟从他。

在怀孕期间，以及在孩子出生后的几年内，女人都需要支持。男人“筑巢”让孩子们有一个安全成长的地方。女人把孩子带到这世界，养育他们，照顾他们。因此男人要为女性服务。

男与女之间的秩序是，他们永远面向着第三个位置——孩子。男人跟女人，用最好的方式服务这第三个位置。他们的序位，是就功能而言的，与价值高低无关。

下面这两个排列非常清楚地说明了这一点：

祖母在分娩时死去，子孙们害怕有自己的孩子。祖母的死成了家庭里难以释怀的伤痛，深深地影响了之后的几代人。祖父对她的死感到内疚，因为自己是让她怀孕的人。

排列中，他的妻子站在他对面，对他说：“在分娩时死亡，是我作为一个女人要承担的风险，我接受这个风险。你只是我的丈夫。”男人放松了下来，那种内疚感也消解了。

女人分娩，是冒着生命危险的。在现代医学发展之前，超过三分之一的女人在分娩时死亡。对于男人来说，有什么等同的危险？这里有个例子：

当事人的爸爸在战时是比利时抵抗运动的成员，最后死在集中营。排列个案中，他的妻子——当事人的妈妈——感觉充满内疚，因为她没能在他身旁一起作战。

男人的话语，给了解决方法："你是女人，我是男人。女人承担分娩的危险，男人则承担战争的危险。"女人放松了，她的内疚解开了。

每个性别都有必须要完成的任务，都要承担各自的风险。家庭系统排列把由来已久的秩序反映了出来。我们今天的社会虽然改变了很多，但这些古老的角色仍然在我们内心存在。不管人们是否承认，它们依然在发挥作用。当一个人认识、尊重这种秩序时，他的觉察力就会变强，并获得更大的自由。

一个人在家庭系统排列站首位，便是这种秩序仍在运作的一种表现。就像前文所说，站在第一位置的人负责家庭的安全。很多排列在开始的时候，是由女人站在第一位置，男人站在第二位置。有时候，这样的排序的确让伴侣双方与孩子们都感觉良好。但是当男人站在第一位置的时候，他们经常会感到更加有力量，对家庭更加负责。妻子跟孩子们也会感到更加放松，更加有安全感。

今天的社会认为，这种家庭系统排列显示的秩序是过时且多余的。西方社会的平均出生率在持续下降，人们不再会去养育 10 个或 15 个孩子，而是只生一两个孩子。避孕药让女人第一次获得了控制生育的方法。父母以前供养一大堆孩子所消耗的巨大能量，现在被解放了。从理论上说，男人在养育家庭外保有了更多能量；而女人除了生育跟照顾孩子外，也同样拥有了更多精力。

我们的文化现在有了非常多的可能性和选择，就好像只要我们有相应的想法就一定能顺利实现一样。在这些表象之下，那些古老、为了生存而继续运转的程序仍然存在。每当人们出现了无法解释的不满足时，这些古老的生存程序，就会根据情况的需要，重新启动。

当一个女人怀孕后，这些古老的原则有时候会自动浮现，甚至令女人自己都很惊奇。有些以前在我们看来很清晰、显而易见的思想，在脆弱的怀孕状态下，突然变得模糊。甚至女人自己都未曾意识到，古老的原则并没有消失，反而在此刻呈现了出来。孩子也一样。只要孩子出生，就可以把父母所有计划好的人生和事业发展道路全部推倒。

只要看晚间新闻，我们就能了解情况的变化之快，可以刹那间从轻松转变成严肃。国家间或国家内部的战争，依然在许多地方肆虐。我们被它们包围，可能在一个星期、一个月甚至下一刻就被卷入其中。这就是 20 世纪前半叶两次世界大战的情况，数以万计的人在一夜间被派往前线作战。

另外，现代科技也让我们以前依赖生存的“程序”变得没有实质意义。在过去，世界上大部分国家（不是所有）的男人必须离家，为他的家庭、村落、国家而战。而这种观念正在被新的观念所取代，“旧秩序”不再被认为是不变的真理。科技缩小了世界，“外面的世界”也随之消失。每场战争都比之前更加接近我们，所有的人都可能会被卷入这些惨无人道的战争中（情况与三十年战争发生时的十七世纪相比并没有什么区别）。曾经，人们追求更精良的武器是出于自我防御，而如今，这种追求已变得荒谬。更新、更致命的武器的扩散，只会对所有人造成更多的危险，制造更多的危机感。

今天，我们发现自己处于旧秩序跟新秩序的冲突之中。旧的秩序仍然在一定程度上发挥作用，而新的秩序还没有真正被建立起来。家庭系统排列可以帮助我们认识到，那些旧的秩序，仍然在我们的内心存在。

纳粹德国之下的德国传统：祖国的概念

人的联结中有一部分与国籍有关。很多的问题是关于国籍的，例如，是否存在超越种族的共性？德国人跟其他群族像吗？他们如何不同？

当德国人在系统排列中寻找家庭根源的时候，他们找到了这样一个字眼——“祖国”。祖国对德国人来说，代表了什么意义呢？它只是一个浪漫但过时的概念吗？这个词听起来就像是血与土、右翼意识形态和过时的保守观念的混合体。

很多德国人现在梦想移民其他国家。他们的新理想是做一个世界主义的人，一个在其他国家就像在家一样的流浪者。这个“祖国”的概念正在失去它原有的意义。

一个发生在阿根廷首都布宜诺斯艾利斯（Buenos Aires）的个案，显示出一个人跟她的祖国的联结是多么强大。这位60岁阿根廷女人的德裔父母在她出生前移民到阿根廷，她告诉我以下故事：在观看德国跟阿根廷的世界杯足球比赛时，当德国先进球，她情不自禁地欢呼起来，换来的是来自朋友们当她是外人的表情。

家庭系列排列让我们对“祖国”的意义有了新的理解。在家庭系统排列个案中，当一个人失去祖国，或者被强迫离开时，“祖国”这个题目就经常会在当事人的个案中占有首要的位置。如果当事人面临流放或移民的情况，或这个当事人的父母来自不同国家的时候，每个国家都可用一个人代表，就像家庭成员的代表一样。作为国家的代表，也可以感应到各种感受，并通常会感觉到一种平静和力量。

当祖国的代表被排列出来的时候，当事人会感觉到跟她的联结非常强。把祖国排列出来，通常会带给当事人一种平静和安慰。例如，对于那些在第二次世界大战后被迫逃离东普鲁士或者西里西亚地区的人来说，家庭系统排列更能清晰地展现一个人跟祖国之间的联结，就算当事人离开他的国家，这种联结也不会断绝。

失去祖国的影响，跟失去一个家庭成员的影响，是非常接近的。当这种失落感被压抑时，便会产生一种情感上的创伤，使人感觉虚弱。只有给痛苦一个位置，伤口才能被疗愈。祖国在排列中被敬重，被给予它应有的位置，才是解决问题的方法。

另外一个当事人说，他经常感到没有力量，也很软弱。他的爸爸此前被迫离开家族世代居住的东普鲁士。

> 排列个案中，一个参加者被选中代表东普鲁士。爸爸感觉到被“祖国”所吸引，他转过身，对失去祖国感到非常痛苦。当他对“祖国”说“你是我的祖国，你在我心里面有很重要的位置”时，他重拾了力量。儿子不想看“东普鲁士”，但在治疗师的建议下，他转身面对着她，鞠躬后说：“你是我爸爸的祖国，我敬重你。同时我也会在心里给你一个位置。”现在，他感觉到轻松，变得平静了。

有些孩子不理会甚至排斥父母的祖国，仅仅将自己视为新家园的一分子。当他们这样做的时候，便丧失了他们力量中非常重要的一部分，同时失去了他们的根。当排列个案遇见这种情况，可以用这样一句话来化解问题：“我敬重你是我父母的祖国，同时我也会在心里给你一个位置。”通过这种方式，孩子便能够敬重自己的根，同时变得更有力量。

1998 年 2 月，在德国法兰克福，海灵格为犹太人做的个案，加深了我们对于祖国这个概念的理解。在纳粹德国初期，当事人的父母逃到巴勒斯坦，当事人在那里出生并在那里一直生活到他 11

岁。后来，他又回到了德国生活，并认为自己是个德国人。

在他的排列个案中，两个代表被选为代表德国和以色列。“以色列”感觉自己好像没有被看见和被敬重。对于父母和孩子来说，解决问题的重要一步，就是当“以色列”被带到最显要的位置，并被敬重的时候。

但是儿子在父母身旁感觉不是很好，他仍然觉得似乎还是缺少了某些东西，觉得自己好像没有祖国似的。于是，海灵格根据他的直觉，选择了一人来代表被驱逐出以色列的巴勒斯坦人，让他站在“以色列”的对面。当事人感觉自己被难民吸引住了，当他站在代表身边的时候，感到非常轻松。当事人觉得自己理应站在巴勒斯坦难民的旁边。

对流离失所的人来说，被从故土上驱逐是极不公平的。新来者用不公正的方式，占有了这片土地。在他们的孩子跟孙子身上，就会有补偿和赎罪的渴望。在这个排列个案之中，补偿的需要体现在，身为犹太人的儿子不接受以色列作为祖国，反而共情了那些失去家园的受害者（在美国，北美洲原住民种族灭绝的事件也引发了相同的效应，这在下文会有相关的探讨）。

是什么将德国人与过去相联结，特别是与纳粹德国联结在一起？ 1998 年，在德国杜塞尔多夫（Dusseldorf）举行的第十届世界家庭治疗大会上，世界治疗组织（World Therapy Organization）的前任主席以色列·查尼（Israel Charney）在开幕致辞时讲了这样一句话："我永远不会宽恕种族大屠杀（Holocaust）。"现场观众一片哗然，纳粹德国跟种族大屠杀，从遥远的过去，突然被拉回到了现在。

在德国的排列个案显示，第二次世界大战和纳粹德国仍然埋藏在德国人的心灵中。他们继承的这段历史，跟其他国家不一样。在排列个案中，我们一次又一次地遇见罪疚和不公义，加害者和被害者，以及许多在战争中倒下的兄弟、儿子或是父亲。而他们的子孙后代，仍然跟他们有深厚的联结。

几年前，一个同事和我共同带领的排列个案大大拓宽了我对这方面的认识。在那之前，我一直以为媒体对纳粹德国的持续关注被夸大了，而且令人讨厌。我当时认为，一个人不应该被过去所牵绊，应该向前看。我自己没有背负跟纳粹有关的家庭历史，因为我的父母亲信仰天主教，并且厌恶纳粹的意识形态。我的爸爸在战争中是个医生，差一点没能生存下来。

一个40岁的男人，看起来比真实年龄年轻，很难处理亲密关系带来的问题。他把家庭排列出来，我们看见他的祖父是个狂热的纳粹分子。

他的祖父站在房间里面，表现得非常有力量。他似乎非常理想主义，对纳粹的意识形态充满热情。这个男人被他的祖父——被他的力量和他的理想——所吸引。为了把纳粹犯罪的事实呈现出来，我们加入了一些加害者和被害者的代表。在没有进一步区分角色的情况下，其中两个代表感觉自己代表了受害者，另外两个则是感觉代表了加害者。这个祖父和孙子非常抗拒去看他们，他们需要花很大的气力才能克服这种情绪。纳粹的理想和意念，似乎仍然在阻止他们面对现实。

在这个排列中，一个人可以感觉到纳粹的意识形态所带来的魔力。这种思考方式的吸引力，通过祖父传给了孙子。这个男人在这次排列中，还没有完全解决问题。一年之后，在一个相似的排列个案中，他才终于做到正视承接过来的感受，并在内心里面跟它们保持一段距离。

在这个排列之后，我突然有种感觉，就是我自己其实也和这个男人航行在同一条船上，必须要去面对这段历史。与此同时，对于媒体仍在关注此类话题的现状，我也不再感到惊讶。从整体来看，我们仍然与第三帝国紧紧地联结在一起，它也仍然作为一个话题不断地出现。这一切似乎在表明，在1945年之前的10年内，对犹太人和其他种族进行的非常残忍的清洗行动，令整整一代人都承担了这种罪疚感。有些人会比其他人承担得更多一些，但每个人都因为当时的行为而以某种方式参与其中，所以几乎每个人都承担了一份罪疚感。

就像巴约尔（Bajohr）在他最近出版的博士论文中所记录的，

只汉堡一个地方，在纳粹统治期间就有最少 3 万家犹太人被谋杀、被流放，而他们的财产被公开拍卖。他计算过，汉堡大概有 10 万个买家，而在全国范围内的买家人数肯定数以百万计。那就是说，有数以百万计的德国人，通过杀害犹太人的行动得到利益。

对于我来说，他们的子孙有三种选择：

他们的第一种选择是接受父母，同时接受在第二次世界大战和纳粹德国解体之后出现的这些罪疚感。他们跟父母同样感觉到罪疚，同时把这种罪疚一代代地传下去。在这种情况下，德国人到国外去是一件很尴尬的事。而当有人认为他是法国人或者美国人的时候，他会感到比较轻松一些。这一点在德国人与犹太人的遭遇中表现得最为明显。他们会感觉到非常不安。

第二种选择，是这些孩子否定他们的父母，排斥承担罪疚感的父母，还责备他们。这种情况下的孩子没有根，也很软弱。如果孩子否定父母，同时又责备他们的话，他就会断绝与先人间通过父母传给他的力量。

那么第三种选择呢？第三种选择是这些孩子们穿上军靴，剃光了头，继续践踏外国人和其他“不可接受”的群体。当他们这样做时，他们接受了父辈的命运，就好像纳粹德国没有垮台一样。然后就像他们的父母一样，跟他们的行动一致，虽然保有他们的罪疚，但他们也拥有了父母的力量。

罗伯特·莱特（Robert Leicht）在德国《时代周报》的专栏里，针对这种难题提出了一个解决思路：

就算所有经历过种族大屠杀的加害者和受害者，还有他们的孩子都已经不在人世——对于德国来说，有没有可能在对纳粹德国所犯下的罪行负责的原则下，让国家“向前看”呢？与继承法的比对，可能会给我们一些思路。一个人继承财产，意味着要完全地接受所有的资产和负债。如果一个人拒绝承担他的负债（或者是罪疚感），那么这个继承就是不全的，是非法的。当然，如果一个人为了逃避负债问题而拒绝了这份财产，其实也是一种不负责任的行为。这样的人，是希望逃避责任的。

这是不是就意味着，子孙们同时要继承他们祖父辈的负债（或罪疚感）？说得直接点就是当生于20世纪70年代的德国年轻人遇到相同年岁的犹太人的时候，是否需要感到羞耻？

然而，莱特在这里混淆了“负债”和“罪疚感”这两个名词。继承法里区分得非常清楚。如果一个人在继承时受益的话（也就是说，他继承的资产多于负债），那么继承者必须还清这些负债。但这并不意味着，继承者必须要去承担死者的罪疚感。这是个人的情感，只属于死者本身。例如：爸爸生前犯罪，去世后，儿子不需要替代死去的爸爸坐牢。但是当爸爸去世的时候，孩子的确要去代为偿还爸爸生前欠下的负债。

这意味着，作为德国人，我们应该为父辈造成的损失承担责任。要不然，我们仍然会从纳粹德国所犯下的不公平中得益。例如，一个祖父曾经在纳粹德国时期得了一个大便宜，他以低于市值很多的价格购买了邻居犹太人拥有的公司。而孙子作为公司的继承人，仍然被祖父所犯下的不公正所牵连。伯特·海灵格在《告别》中描述了这种不公正的效应是如何持续的。

有个女人的爸爸曾经是个纳粹分子。战争期间，他在布拉格（Prague）接管了一家犹太人的企业。这个女人患了严重的抑郁症，她的兄弟患了精神分裂，曾经试图自杀。在排列个案中，海灵格把犹太商人加入进来。

犹太商人说："我的头脑被一个念头牢牢占据了。我不断在想：'上帝呀、上帝呀、上帝。'我感觉到很热，只能看一个位置。我感觉自己非常恐慌，双脚钉死在一个位置上。当女人的爸爸说话的时候，我感觉到有点放松。"

海灵格对女人的爸爸说："我会把你放在他的前面。"

海灵格对犹太商人说："你现在感到怎么样？"

犹太商人回答："我只觉得害怕，我感觉到我被拖向后方，差点说不出话来。我感觉受到了威胁。"

海灵格对女人的爸爸说："你呢？"

爸爸说："其实挺平静的，没有什么特别正面或负面的感觉。"

海灵格对犹太商人说："你是怎么看待他的？"

犹太商人说："他有一种非常强大的力量，他看起来比他真正的身体要大得多。”

只有当女人的爸爸跟随被假定死亡的犹太人离开房间后，这个排列才找到一个令人满意的解决方法。

那么排列达成了什么呢？它在一个新的层次上形成了一个新的联结，而人们在这个联结中不需要去承担罪疚。系统排列令治疗达到了这个新的层次。孩子敬重妈妈或爸爸给予的生命，同时也让父母去承担自己的行为的责任。这样，孩子仍然能够与他的根保持联结，同时无须承担不属于他的罪疚感。

在一个工作坊中，有人问海灵格：“我明白对于一个人来说，回到他的根是非常重要的。但若是这个人对自己的根和先人感觉羞耻的话，他可以怎样做呢？我的祖父辈都是纳粹成员，当我想起他们的时候，我感觉到非常羞耻。所以我逃避去看自己的根。”

海灵格回答：“当一个人对这些事情感到很羞耻的时候，就意味着他在尝试逃避命运，逃避跟其他人共同分担的命运。但这样是行不通的，那种羞耻实际源于一种优越感。这种态度与纳粹凌驾于犹太人和其他人的态度是一样的。这种态度是与加害者而不是与受害者相联结的。伤痛和敬重，把我们跟受害者联结在一起。这些感觉跟羞耻刚好相反，它们对受害者是很适当的。我们不能够把自己抬高，认为自己比加害者更高尚，相信我们比他们更好。在更深的层次，我们需要认识到，我们与加害者其实是联结在一起的，在死亡面前，每个人都是一样的。”

我用一个比喻来说明犹太人跟德国人之间的情况。在家庭里面发生了一件谋杀案，一个人杀了他的兄弟，并差不多把整个家里的人都杀了。有一天，加害者的孩子们跟受害者的孩子们相遇，他们应该如何跟对方相处呢？他们共同的根是什么呢？在家庭系统排列中，纳粹德国所带来的影响会具体到个人的层面。通常的情况是，很多人是加害者跟被害者的子孙，他们被当时所发生的事影响。不过，家庭系统排列会让痛苦和罪疚物归原主。

与此同时，纳粹德国的集体主义有其力量巨大的一面。对我来说，这种国家社会主义（National Socialism）跟它的构想，就好像一股巨大的集体浪潮，意外地出现，以其不可思议的规模和强度卷走了太多的人。像海啸一样，它们被看不见的海底地震引发，在晴朗的蓝色天空之下，席卷大海，造成毁灭性的破坏。

事实是，我们并不是真的明白它背后的原因。我们不能理解它，这是超越我们能力范围的。波浪已经过去，我们好像站在了一块更坚硬的地上，但在所有表象之下，令人震惊的可能性仍然存在。如果另外一个浪潮再来的话，会发生什么事情呢？我们试着利用我们的分析，去对抗那种无力感，甚至尝试去“个体化”。事实上，当它真正发生的时候，我们只能呆立在恐惧的面前，无能为力。

在排列中，我们有时会选一个人代表生命。面对生命，只有一种适当的方式，那就是一个充满敬意的鞠躬。生命比我们伟大。

国家之间的异同

过去 20 年间，家庭系统排列的发展主要在德语区国家（包括德国、奥地利、瑞士）。这里有一个问题，就是伯特·海灵格发现的这些秩序，是不是只适用于德国人，还是在其他国家也同样适用呢？那些把系统排列拓展到其他国家的治疗师，回答了这个问题。我自己在其他国家得到了一些经验，包括瑞士、西班牙、意大利、阿根廷、美国、澳大利亚、新西兰、俄罗斯、印度等，我也在一些日本和中国台湾地区的团体里，做过系统排列。过去数年间，基于德国建立起的基础，伯特·海灵格也亲自到世界其他地方把这种治疗方法介绍给那些国家。

那么国家与国家之间有什么样的异同呢？我只能够用我的个人经验来描述，而不是给大家一些统计上的数据。但是这些经验是很有价值的，因为它们从一个新的角度，展示了家庭跟国家的动力。

过去两代人之中参与过战争的国家，存在非常巨大的相似性。战争的结果是，有很多年轻的士兵阵亡，父母失去了他们的孩子，姐妹失去了她们的兄弟，妻子失去了她们的丈夫，而很多孩子，从出生就不认识爸爸，因为爸爸在他们出生前就已经死亡。

在德国的排列之中，可以看见失去兄弟对姐妹来说是多么痛苦。仍然生存的姐妹，经常充满一种向死的冲动。她们的孩子感觉到并承接了这种冲动。但是，同样的痛苦，在其他国家也有。

有一些集体经历过的死亡事件会造成特别大的创伤。结果，死亡的记忆在意识中被尽量压抑，深深地埋藏在家庭成员的心灵里面。在一个排列个案里，当代表们说到死亡时，他们不由得微微颤抖。在德国，这些（集体）死亡发生在集中营内。在日本，发生在原子弹在广岛和长崎爆炸的时候。在美国，是美洲原住民被屠杀时。

当家庭成员生死未卜时，伤痛和失落会持续特别长的时间。例如，很多阿根廷男人在独裁政权下被绑架，并被强行列为失踪人口（desaparecidos）。即便在多年后的今天，失踪人员的家人仍经常会在阿根廷首都布宜诺斯艾利斯举行示威。在德国做的一个排列个案让我明白，去处理这些失踪人士的问题是多么困难。

当事人受非常强烈的内疚感困扰。他的爸爸有个兄弟，在第二次世界大战的一次行动中失踪。20世纪50年代末期，爸爸宣布失踪了15年的兄弟已经死亡，令兄弟的财产最终得到了适当的处理。

排列显示出，爸爸其实感到了非常强烈的罪疚感，就好像因为是他申请了兄弟的死亡证明，而成为杀死兄弟的凶手似的。

当我观察其他欧洲国家的时候，他们的家庭的联系似乎要比德国强一些。他们的根似乎更加完整。比较没有根的国家，似乎只有美国。在美国，人们经常改变事业、私人生活和住址。

美国作家诺曼·梅勒（Norman Mailer）曾经将这个独特现象归纳为“个人的连根拔起”。很少有美国人可以找到他们出生时的房子。这就是为什么梅勒相信美国人比其他国家的人有更多的恐惧感。就算不能被证实，他仍怀疑美国人比其他国家的人，例如法国人、德国人、英国人等来说，有更多恐惧感，哪怕这些国家同样受到了很严重的历史影响，甚至比美国整体上遭受了更多苦难。那么怎么解释这样的现象呢？

在过去，这个国家逐步被那些背井离乡的移民占领，他们几乎完全驱逐并摧毁了原住民。无数的黑人被当作奴隶，财富从他们耕种的土地上流进奴隶主的口袋里。因此，我们假设一种与德国类似的机制正在发挥作用：祖先的罪孽会压在后代身上。

1998 年伯特·海灵格在美国做的一个排列个案中，显示出一种令人意外的跟先人联结的方式。当事人 44 岁，觉得自己没有力量，找不到平静，觉得没有什么地方是他的家。他的爸爸在 15 年前自杀身亡。

在排列中，当事人跟他的五个兄弟姐妹感到非常虚弱，彼此间没有联系。通过问话，海灵格发现当事人的曾祖父在19世纪中叶建造了一条由多伦多到波士顿的铁路，而且通过这条铁路赚了大钱。

当事人说他重复做一个噩梦，在梦中他坐在火车的车厢中，沿着一条山路向山上前进。突然间，铁轨消失了，车厢从山坡上滚了下去。海灵格选了四个人代表当时因建造铁路而死亡的人。其中一个倒在地上，觉得很虚弱，没有力量。当事人感到对这个人非常亲近，开始痛哭，抱住他，然后鞠躬，跪在他面前。这个受害者感到被敬重，原谅了他。

这个案例显示出，当某人因伤害他人而让自己致富的话，会发生什么。罪疚感会被孩子们代代承担，延续到孙子、曾孙身上，他们会尝试为这些行为赎罪。当人们看见美国利用其他人致富或者欧洲国家靠剥削其他国家积累财富时，就知道未来几代人的负担是无法衡量的。我们可以总结说：所谓“帝国主义”或者“资本主义”带来的罪疚感可以解释当今世界很多的混乱和暴力，而这是其他方式所不能解释的。

当我们看见现今世界上发生的武装冲突，无数的人死于这些冲突时，我们必须要正视这些正在发生的悲剧，而且预见它们对未来几代人的影响。

我的同事斯诺·维多利亚·施纳贝尔（Sneh Victoria Schnabel）

曾经被邀请到美国去为印第安原住民做首次家庭系统排列。她告诉我当时发生的悲剧影响力是多么深广，对仍然生存的印第安原住民的摧毁性影响，就算过了五代或六代，还在持续。在他们的家庭系统排列个案中的那种气氛，堪比种族大屠杀的气氛。排列个案中，充满了震惊和深深的心痛。只有当我们把与白人相遇前的几代原住民都放进排列中时，一股力量才终于进入了家庭。两天工作坊之后，一位原住民参加者告诉施纳贝尔，他曾经试过无数种的西式治疗，但他发现这些治疗对于原住民的问题都不适用。在参加这个工作坊以后，他感觉终于有了一个适合的、有建树的方法可以处理印第安原住民面对的问题。

那么在纠缠的海洋里，那些位于“安全岛”上的人们的情况是怎样的？那些免于战争的国家，他们的排列又是怎样的呢？我想讲一讲我在瑞士 6 天工作坊中得到的印象。

开始的前两天非常轻松，与德国的工作坊非常不一样。在德国的工作坊里，与第二次世界大战有关的死难者，会在排列开始后马上出现——在战争中死亡的父亲、兄弟、孩子等。对于瑞士来说，免于这样的悲剧似乎是非常幸运的。工作坊里面的气氛，不是那么紧张。

但到了第三天，这些文明的、中产阶级家庭内被压抑的问题，开始穿透表面，爆发出来。在一个案例中，一位牧师跟自己儿子的岳母犯了通奸罪。女人生下了牧师的孩子，但是后来又宣称是她丈夫的孩子。在其他个案里面，虐待开始出现。很多家庭个案里，暗中至少有一个“替罪羊”，承担家庭里消极的负担。而这些参加工作坊的人，都在不同程度上控制着自己的情绪，这其实需要很多能量才能做到。当他们不能再维持这种控制时，被压抑的情感会不受控制地爆发出来。

非西方文化的家庭系统排列会尤其有趣。例如中国台湾或者日本的排列个案，跟西方的有什么区别呢？大部分的排列跟我们在德国见到的非常类似，爸爸妈妈的代表站得非常远，背对着对方。当他们转身看对方的时候，会感觉对方非常陌生。似乎没有人是出于爱而在一起的。很多婚姻是父母安排的盲婚哑嫁。这种婚姻的结果，是失望和沮丧，最多也不过是生成一种逆境中的相惜罢了。一句经常为这样的夫妻带来解脱的话是：“你让我沮丧，我也让你沮丧，我们是一根绳上的蚂蚱。”

女人特别不愿意承担跟伴侣结婚的责任并把自己看作受害者。只有当妈妈站在女儿的后面，而女儿向后靠着她的时候，负责任的力量才会出现。这跟德国的排列个案是不一样的。

同时，对这些沮丧的父母来说，也有替代的爱人。妈妈跟喜爱的儿子之间，爸爸跟喜爱的女儿之间，总能见到一种性的吸引力。在德国的排列个案中，经常是孩子替代了父母一方的角色，但孩子被虐待的危险性也随之增加。而这些父母跟孩子之间性的感觉，经常是孩子代表了父母的一个前度爱侣。

一个日本女孩排列了她的家庭。在冲突被解决后，父母并肩站着，对面是他们的孩子，整个秩序差不多都恢复了。但是，爸爸跟他的小女儿之间，有种性的吸引力。以下的句子通常会在这种情况中有用："我只是你的爸爸。"或："我只是你的女儿。"但在这个案例中，这些句子没有带来任何变化。

我当时很肯定爸爸有一个前度爱人，但当事人告诉我，这是父母的第一段关系。我最后冒着风险，做了个试验，把一个女人排列出来，代表爸爸的前度爱侣。爸爸看到这个女人时吃了一惊，随后便对她微笑。他想了一会儿，然后给出了他的答案："这是我妈妈。"

孩子跟父母之间这种非常强的性吸引力的联结，妨碍了他们拥有圆满的夫妻关系。而他们也向自己的孩子寻求圆满的关系。这种模式一代传一代。孩子出于对父母错误的或不幸的忠诚，也很难拥有一段圆满的爱情关系。

一个中国台湾女人的排列非常吸引我。她的姐姐早年去世，却仍然以种种方式属于这个家庭，甚至家人们在餐桌上仍然为她保留一个位置。在排列个案开始时，去世的姐姐看起来似乎很危险，带有威胁性。仍然活着的妹妹看着她非常害怕，比德国类似的个案中的反应大得多。当这个去世的姐姐说"我死了，你仍然活着"时，妹妹终于找到了平静。

熟悉德国排列个案的人知道，早年去世的人对家庭的影响非常强。这在其他文化中会有些不一样，因为这些文化里面有一些纪念仪式去敬重这些死者。这些文化里面的排列显示出，就算有纪念仪式敬重死者，但在兄弟姐妹间，仍然有一种将他们拖向死亡的力量。生存者的罪疚感，并没有通过纪念仪式得到缓解。不单如此，把死者神化反而是将他们推远、抗拒他们存在的一种方式。

那么，在当今几乎每天都有新的种族冲突和分裂发生的世界中，家庭系统排列给了我们哪些选择呢？似乎我们的理解仍然停留在表面。敌意、憎恨、谋杀、死亡还是不断出现。

系统排列令我们对国家之间的冲突，有了一个新的认识深度。当政治冲突被排列出来时，历史被重现眼前，人们都能感觉到。一位叫希什科维茨（Szyskowitz）的导师，在他的工作坊里面，带领了一个关于波斯尼亚冲突的个案。

有五十多个不同的专业人士，参加了这个两小时的工作坊。有两位奥地利格拉茨大学（University of Graz）的历史学家和一位研究欧洲中南部的专家，为这个系统排列准备了一些历史的背景。因为前南斯拉夫的冲突太过复杂，冲突便被缩小至波斯尼亚，那么问题是：达成和平需要什么？

以下这些群族被排列出来：塞尔维亚人、克罗地亚人、前南斯拉夫人、波斯尼亚的塞族人、波斯尼亚的克罗地亚人、波斯尼亚的穆斯林、一些没有界定的群族（这些人没有把自己的身份划归为任何一个群组），还有一些奥地利的观察家。

波斯尼亚塞族人的代表感到他似乎被抛弃了，身后没有任何支持。塞尔维亚站在他的面前，用一种对抗性的态度面对他，不准备给他任何支持。作为试验，“和平”的代表被排列了出来。只有一个群族的代表感到了一些安慰，那就是波斯尼亚。“和平”的代表感到非常虚弱，就好像随时会倒下去似的。对于所有人来说，“和平”来得太早，因为他们之间的冲突还没有被充分解决。这个“和平”的代表变得越来越虚弱，脸色越来越白，同时似乎被这些不同团体之间的冲突抢走了不少注意力，甚至还有很多未能言说的冲突埋藏在表面之下。这个“和平”的代表不得不从排列中撤出。

排列之中一个重要的步骤，是“奥地利”需要对塞尔维亚表示尊重。然后，“塞尔维亚”需要被“克罗地亚”尊重。当“克罗地亚”——眼睛充满泪水——深深地向“塞尔维亚”鞠躬的时候，大家都深受感动。“克罗地亚”说希望被认可为西方文化的一个代表。他说在这种条件下，他已经准备好去尊重塞尔维亚作为一个伟大文化的代表。然后奥地利的代表便可以心满意足地离开。代表不属于任何团体的人，一开始远远地待在房间的角落里，现在则准备好去跟其他人接近了。

前南斯拉夫由一个坐轮椅的人代表。在工作坊终结之前，他不得不提早离开这个排列。当他离开房间的时候，他有一种如释重负的感觉。所有人都有一个印象，在郑重地告别这个古老、多文化、多种族的前南斯拉夫经历的创伤后，各个群族之间正在出现的相互理解就可以持续下去。

家庭系统排列是个新颖又独特的方法，它能够帮助我们认识为什么国家之间、文化之间的冲突会迟续，以及怎样才能找到好的解决办法。想象一下吧，要是政治家们在去谈判之前，可以通过家庭系统排列去得到一个全新的认知，那会是怎样一种景况？

或者，一个专门的小组可以将这样的排列个案拍摄下来，然后在电视上播放，让相关国家的人——不管是正在战斗，还是被卷入某些冲突中的——都可以去目睹排列的进行。我曾经注意到伯特·海灵格带领系统排列个案时候的录像带，对于观看的人产生了强烈的情绪效应。那么，对于凝聚了如此多情感的政治冲突而言，观看关于它们的录像又怎会不产生同样的情绪效应呢？

在这点上，法国的研究员安妮·安瑟琳·舒岑伯格（Anne Ancelin Schutzenberger）曾经发表过非常有价值的看法。她研究过历史上的重复事件在我们现在的生活之中的意义。在公元 1096 年到 1279 年之间，阿拉伯经历了八次基督教十字军东征，这些事件在现代人的记忆里面仍然留有深刻的影子，而这些事件是需要去补偿的。例如，穆斯林阿里·阿加（Ali Agca）说他刺杀教宗若望·保禄二世的理由是："我决定要杀死这个教宗，因为他是十字军的最高统帅。"所以，即使是这样久远的历史事件，也依然会对我们造成切身的影响。

对个人来说，系统排列可以帮助我们加深对自我和存在的认识，比我知道的其他方法都要好。一个日本的治疗师，已经准备好带领他们国家的人，去更加深入地了解系统排列。她告诉我，这个工作对于日本的男人来说是一所“情感学校”。日本男人完全压抑了自己的感觉。但是作为代表，他们感到非常容易去感知、去表达情感。

来自特定文化中的代表可以体验到属于其他文化的感觉。在一个我为日本参加者所做的个案中，一个德国人代表一个日本妻子。她描述了她刚开始的感觉，仿佛有一团热气在身体里面不断上升。她花了很长时间，才能够小心翼翼地说：“我相信我的感觉是愤怒。”

之后她告诉我，在那个角色里面她所感知的情感，跟她在作为德国人的代表时的感觉非常不一样。代表德国人时，愤怒通常是马上能见得到的。在日本却不一样，愤怒是被压制的感觉，这位德国代表也的确是如此感觉的。有趣的是，一个日本女人代表德国女人时却能感知到那种突如其来的强烈愤怒。同样，在一个印度人的排列个案里，愤怒是一种被禁止的感受，就像一种禁忌。另一方面，印度代表可以轻松地扮演意大利丈夫的角色，他能够很容易地感觉和探索他所扮演的角色的感受。

选择不同文化背景的人去代表其他文化里面的人，在家庭排列中已成为一种常见的方式，能够加深代表们对外国文化的深层理解。一个人进入这类角色的次数越多，他就会越熟练，就越能够跟那个文化之中深层的情感相互了解。

家庭系统排列与道德

我们活在一个瞬息万变的时代里。如果一些事情有可能做到，那么不是今天就是明天，它们都会实现。可能性是无限的。所以《明镜周刊》(*De Spiegel*) 上有篇文章，标题是《已经没有规条了》，跟着就是以下信息："美国胚胎科研人员已经把人的细胞跟牛的卵巢细胞结合起来，获得了不会死亡的胚胎细胞。研究人员宣称，我们进入了一个医药的新时代。"伦理委员会对此争论不休，但也未取得满意的结论。

当今社会，人工授精越来越流行。在美国，一个人有可能有五个父母亲：精子的捐赠者、卵子的捐赠者、代孕母亲，然后由一个男人和一个女人真正把孩子养大。这些事情有伦理限制吗？如果有的话，界线在哪里，谁去划定这条界线？这些问题仍然悬而未决，需要解答。当这些主题在家庭系统排列个案出现的时候，排列就会提供一些答案。这些解决方法给出了一些适合这些新问题的思路。

伯特·海灵格跟亨特·博蒙特[1] (Hunter Beaumont) 一起，在美国针对这个题目，做了一些排列。当事人的第二个孩子是个女儿，是人工授精出生的，精子来自一个匿名的捐赠者。当事人唯一知道的就是捐赠者是一个犹太人。在人工受孕之后，当事人和他妻

① 亨特·博蒙特（Hunter Beaumont）是美国的心理治疗师，曾任教于德国幕尼黑大学。跟海灵格合作多年，是唯一能跟海灵格在现场一起带领系统排列个案的大师。

子的婚姻很快就破裂了。以下是排列个案中的一部分：

丈夫说："我感觉到非常伤心、孤单，我不知道谁是谁……"

妻子说："我对丈夫很有敌意，对我的女儿感觉不到任何联结。"

女儿说："我感觉不到任何东西。我只觉得有一些东西似乎在后面拖着我。当我听到爸爸是犹太人时，我感觉从背后传来一种痛苦。"

海灵格说："你必须约制自己有爸爸的想法。你的妈妈从他那里把你骗了来。"

（妻子点头。）

海灵格对着妻子说："看着她。"

（妻子看着女儿。）

海灵格对她说："跟你的女儿说：'从你的爸爸那里，我把你骗了过来。'"

妻子说："从你的爸爸那里，我把你骗了过来。"

（两个人对望了很长时间。）

海灵格对着女儿说："你现在有什么感觉？"

女儿说："我现在感觉很伤心。"

海灵格说："告诉你的妈妈：'我会用这种方式接受我的生命。'"

女儿说：“我会用这种方式接受我的生命。是的，这感觉是对的。”

（妻子与女儿看着对方，一起点头。）

海灵格直接对当事人说：“家庭系统里面存在一种秩序，即新的系统优先旧的系统。如果孩子来自一段新的关系的话，那么旧的关系就结束了，这里的情况就是如此。当你跟妻子决定进行人工受孕，从另外一个男人那里得到精子时，你们的婚姻就已经结束了。这是那个决定带来的不可避免的后果。”

系统排列引导我们跟内在权威接触，且内在权威不会受我们的争论和理性所影响。虽然父母的婚姻破裂了，但是对孩子来说，重要的是接受自己的生命，就算代价是永远不知道自己的父亲是谁。

系列排列让我们对其他主题，对当今社会认为理所当然的“正常”部分，产生了新的认识。下面是一个关于肾脏移植的排列个案。

露斯玛丽说：“我从三岁起就患有慢性肾病。在我二十一岁的时候，两个肾都完全失去了功能。我爸爸当时捐了一个肾给我，这个肾在四年之后也失去了功能。在过去六年中，我依赖透析生存。”

（当事人把爸爸跟自己排列出来，她站在她爸爸的后面。）

爸爸开始颤抖。过了一段时间，他向前走，然后趴在地上，身体压着胃。露斯玛丽摇晃着，就好像她会倒下一样。在伯特·海灵格的指示下，她躺在爸爸的身旁。

露斯玛丽说："我要求得太多了……"

爸爸说："我感觉就像仅是死亡都还不够，我想走得更远……"

（短时间后。）

爸爸说："我很开心能把肾给了你，但对你来说这个负担太重了。"

在排列结束后，海灵格说："我想说一些关于器官移植的事情。我们的心灵是无法接受这种事的。捐赠器官并不能够为爱服务。"

当事人说："这就是我所感觉到的。当爸爸捐赠的肾失去功能的时候，我反而觉得很开心。"

这个排列的特别之处是，捐肾给女儿的是父亲。对于女儿来说，从爸爸那里接受一个肾实在是无法承受的负担。下面是一些海灵格关于器官移植的评语：

器官移植要成功的话，必须要在捐赠者跟接受者之间建立起一种共同体的感觉——也就是深爱和尊重。接受者必须要有捐赠者的祝福，然后移植才有可能成功。但我根本不会去做这种事，我不会捐赠器官，也不会接受器官移植。这已经超越了人类能处理的范围。

最后，我想用海灵格的一段话来结束这一章关于家庭系统排列与道德之间的讨论：

> 我明白自己所说的是多么的不同寻常，我也不会认为我对这些事情的认知就是绝对的真理。我无权这样做。但是我所说的，是值得大家深入思考的。

第八章

家庭系统排列背后的争论

伯特·海灵格凭借他一生的工作和发现，触动了现代每个人的神经，引发了人们对系统排列的兴趣。无论是专家还是普通人，他们对参加家庭系统排列工作坊的兴趣都在持续增长。到现在为止，这似乎是心理市场中唯一有增长的领域。系统排列有如雨后春笋般出现。

但家庭系统排列有没有长远的效果呢？或者它只是像海浪一样，撞击沙滩的时候有非常巨大、爆炸性的力量，过后就消失无形？在人们对系统排列这个新事物的兴奋过后，关于系统排列的具体效应、长期价值等问题开始出现，同时也引发了诸多批评。这些批评本身，有没有值得思考的地方呢？

批评与反对

“对于海灵格的看法是矛盾的。”在我们讨论家庭系统排列的时候，一个心理学家曾经这样对我说。一般人很难对伯特·海灵格保持中立的态度。无论是面对专家还是普通人，他都有本事把他们两极分化。他创造了很多追随者，同时也创造了很多敌人。在这种现象的背后有很多原因，我会尝试去分析这些原因。令人震惊的是（或者不是），多数的反对声音是针对伯特·海灵格本人，而不是家庭系统排列，后者在争议中几乎完全被忽视了。

伯特·海灵格出生于1925年，有一个非常丰富多彩的人生。作为基督教的传教士，他曾经前去南非跟祖鲁族（Zulus）一起工作。1969年的时候他结束了神职工作，返回德国。在南非的时候，他已经接触过团体动力（Group Dynamics）的方法，所以决定去维也纳学习心理学。完成了在维也纳的学习后，他前往美国学习原始情感治疗（Primal Therapy），师从杨诺夫（Janov）。回来后，他曾经在大学宣讲过一次原始情感治疗，但在他的教学还没有开始的时候，他就被迫离开了大学。之后他集中在交互分析[1]（Transaction Analysis）这个领域上，并在作为治疗师期间，发现了塑造人生的结构和模式（“人生剧本”），很多时候不是来自个人生活之中，而是来自家庭。

把人生剧本分析、原始情感治疗和家庭治疗结合起来之后，海灵格发展出自己的家庭治疗模式。对知识的渴求贯穿了他的一生，他总是根据自己的经验和判断行事。

---

① Transaction Analysis，简称TA。中文有很多译法：交叉分析、交互分析、交往分析、沟通分析等。

如今，海灵格把自己奉献给创作和制作教学录像带。在德国，它们通过口口相传成为销量冠军。现在他仍然主持工作坊，示范他如何工作，在数百名参与者面前展现他是如何为重症患者进行治疗的。另外，他现在正在德语地区之外推广家庭系统排列。

为什么人们对海灵格的看法存在如此大的分歧呢？其中一个原因，在于他把自己的观察和知识，以一种非常直接，甚至严厉的方式表达了出来，没有任何的修饰，没有妥协。有些人可能会被他这种直接的方式所震撼，以至于不能够去注意更深的意思，或者听不见海灵格下一句所说的对之前言语的限定。这里有个例子，是海灵格在跟诺伯特·林茨（Nobert Linz）访问时说的话。

林茨问："您带领家庭系统排列时，最重要的治疗手段是什么？您会如何去描述它们呢？"

海灵格说："我不会让当事人为所欲为。例如，我不会让他去找一个他自己感觉最好的位置。我只容许他做很少的事情。当一些人排列他们的家庭的时候，我的经验与感知会告诉我这个秩序是如何被打乱的，以及它需要怎样的调整才能恢复。这是我寻找解决方法的时候所跟随的思路。所以，我是在和当事人合作的情况下，独立排列出当下的和解决问题时的秩序。然后，我会去验证这些秩序是否有效果，或者这些效果能否确定这些秩序，又或者是否有必要进一步工作。"

林茨问："那么你也会测试自己的内心图像（概念）吗？"

海灵格说："不管什么情况下我都会测试。一个人不需要去相信我说的，或者我做的。但我不会让当事人掌握主动。他无法仅凭自己就找到解决方法，不然的话他也没有必要来找我了。找到解决家庭问题的秩序后，我会让当事人从代表那里接过自己的位置，让他自己去测试这个解决方法是否适合他。"

像这样清晰地阐述治疗师主导作用的发言在开始听到的时候是令人很震惊的，至少在治疗行业之中是很不寻常的。在很多心理治疗的方法中，重要的是让当事人自己去采取行动，在过程中尽可能地将当事人包括在内，而且越多越好。

人们很容易忽略了，海灵格其实是非常小心地测试和验证他所建议的解决方法这一事实。这里有更多的例子。

林茨问："但在您的治疗团体之中，难道不会有参加者对您这种直接面对现实的方式感到震惊吗？"

海灵格说："我只会让参加者面对可见的现实。"

林茨问："是您看见的那个吗？"

海灵格说："这个当然，他自己也知道。只有不想去面对真相的人才会感到震惊。"

海灵格似乎在宣称，他知道所有的东西，看见所有的东西。

读者内心的批评家可能会想叫出来："他从哪里得到的这种感觉，他就这么肯定自己是对的？这不是傲慢是什么？"我们习惯了对比每件事物，包括对比自己的和他人的看法。完全信赖并坚持自己的看法（perception）对我们来说是极不寻常且陌生的。我们通常会对自己的认识保持一种怀疑的态度，对他人的也是一样。在《今日心理学》（*Psychologie Heute*）里面，乌淑拉·努贝尔（Ursula Nuber）这样描述道："如此肯定自己的判断，没有怀疑，不为批评动摇，这样权威的态度已经很久没有人采用了，尤其是在治疗领域。"

另外，海灵格也做过一些令他人感到困惑或者是惹怒他人的事情。一方面他坚持自己的真理；另一方面，他并不执着某一刻的印象。下面是一个例子，摘自他的著作——《谁在我家》（*Love's Hidden Symmetry*）：

> 有一次，在我的工作坊里面，有个年轻的女人——她很好，真的很好，她有帮助男人的冲动。她跟一个离异并有两个孩子的男人住在一起。女人23岁或24岁，而这个男人比她年长12岁，我告诉她："你必须要离开他。"
>
> 几个月后，我收到她的一封信。她告诉我她很开心地跟这个男人结了婚。她写道："你说得很对，他并不适合我，所以我搬了出去。但在我们分开期间，我觉察到我真的很爱他。然后我又回到他身边，现在我真的很快乐。"

治疗建议的效果就是这样子。我的建议的效果也就是如此而已。建议是正确的，但最后的效果会有些不一样。

还有哪些情况比这更加令人困惑吗？我们应该如何执行治疗师的建议？是否会出现即使违背了建议也依然取得了正确结果的情况？人们想要获得一些建议，让他们可以跟着行动，找到前进的方向。但是，是否会有人只是想逃避做出承诺，没有勇气面对可能到来的风霜？是否这种自我矛盾的方式是有意的？在一个访问之中海灵格进一步地说明：

海灵格说："我从很多人身上学到了很多东西，但是我从当下这一刻中所学到的是最多的。所以如果有需要的话，我会把自己充分放开，面对当下的情况，面对有问题的人，尤其是面对那些被排除在外的人。当我把所有人都放在我的视线之内后，我用爱跟尊重的方式去面对他们，答案马上就会在我面前呈现，然后我再把它说出来。过了一段时间，我就会发现一些类似的模式。

林茨问："然后它就会成为一种经验。"

海灵格说："是的。从经验中，我能够认识到这种重复出现的模式代表了什么，就像父母过去的伴侣经常会被孩子以某种方式代表。"

（短时间之后。）

海灵格又说："我认为'真相'指的是我在当下那一刻所见到的，以及任何关注当下的人都可以见得到的东西。对于我来说，真相在当下那一刻呈现在我面前，并指引我下一步的方向。当我看见真相的时候，我会充满信心地说出来，然后我会通过效果来验证。如果同样的事情发生在另外一种情况下，我不会照搬先前的概念。事实上我并不是在照本宣科，而是在注意当下那一刻发生了什么。哪怕可能跟之前发生的不一样，甚至自相矛盾，我也会用同样的立场说出来，因为当下那一刻发生的事不容许任何其他的做法。"

林茨问："所以您不会创造任何死板的教条是吧？"

海灵格说："绝对不会。当有人说我曾经对同样的题目说了这句话或两天之前说了这句话，我会觉得被误解了，因为他并没有去看那一刻发生的事情。我永远是在用全新的眼光看事情，因为某一时刻的真相会被另一刻的真相所替代。这就是为什么对我来说，我说的话只在当下那一刻才成立。焦点是当下的真相。所以，我把我所做的工作称为'现象学式的心理治疗'。"

林茨问："但那不是跟你所说的重复模式自相矛盾吗？"

海灵格说："确实是的。当矛盾出现的时候，我会面对它，同时衡量矛盾的两面。"

那么，什么样的真相才是仅限于那一刻的真相？我们听到智者和哲学家们说：真理是一个悖论（Paradox），里面充满了矛盾。当我们在日常生活里面遇到它，则会令我们陷入混乱。“排中律”或者“二选一”（either/or）是我们惯常跟从的原则，让我们选定一个方向，而不是两者兼备（both/and）。当一个人自我矛盾的时候，我们会看不起他，或者认为这是一种显示其智力上或者是性格上有缺陷的迹象。

当一个人坚持他的自相矛盾，甚至不尝试去解释的时候，这反而让人觉得他非常奇怪。

这就是为什么人们会对海灵格跟他的工作产生如此大的分歧。对于一个人来说是很深刻的智慧洞见，却会让另一个人震惊，觉得是毫无理由的傲慢。另外，海灵格的确引发了很多人之间的紧张气氛。一方面，他完全支持他当下的洞见，这是他个人所见的真实。另一方面，他不需要另外一个人看见或认同同样的真相。在《今日心理学》的一篇访问中，有这样一段话：

问：当一个人观察你工作的时候，他注意到你经常会把非常难以承受的真相呈现给当事人。但之后如果有人对此提出批评或质疑，您又会阻止他们，可能会说：“我之前说的不是这个样子。”

海灵格：这是我避免讨论跟争论的方式。如果一个人不想采用我的方式，我不会反对他。我不想为我的观点辩护。那是退避的一部分。重要的是，我可以有自己的观点，其他人也可以有他们自己的观点。

海灵格在他的一生中取得了巨大的成就。以前人的教导为基础，他单枪匹马地发展出家庭系统排列现在的形式，开创了一个未知的领域。而在此之前，这部分是被大多数治疗方法所忽视或者排斥的。

对于我来说，海灵格像一个开拓新大陆的先驱。要成为这样的人，必须要具备一些特别的素质。先驱不能有“圆融”的人格，他们需要有锐利的锋芒，是勇敢而坚定的混合体，平和、友善、自我满意的人，是无法跳出现有框架的。

除此以外，先驱者还需要自信和毅力。只有抱持着一定的顽固和坚韧，才能够在不知道“路在何方”的情况下穿越一望无际的汪洋大海，从无穷无尽的旅程中生存下来。那些已经到达陆地，同时想在上面生存的人，会发现有很多的障碍要去克服。他必须要去战斗，在这个过程中他会受伤，也会伤害到其他人。在我看来，一个人走上一条这样的人生路后（就像在很多其他人生道路上一样），他就很难做到公平对待每个人。

海灵格早年时的一些无礼举动有时会伤害到其他人，这是他的性格使然。他发表的言辞也显得非常严厉。他看起来很苛刻、很顽固，有时几乎是无情的。

这种严厉通常是没有必要的，也不是他的家庭系统排列工作的重要部分。在过去的几年间，海灵格几乎把自己的锋芒完全隐藏了起来，以温文尔雅的态度代替了先前的锋利。但他仍然拥有那种内在的力量，在关键的时候，这种非常直接、非常坚定的态度就会出现。

今天，他和他工作背后的那份爱，变得越来越显而易见。有时我们对爱的理解是非常单一的。它更多地是与“护士温柔地处理病患伤口”这一形象联系在一起的。但如果伤口被严重感染，这样的爱就不够了。你需要一个外科医生，拿起解剖刀，切开伤口。海灵格就是这样一个神志清醒的外科医生，他有一种罕见的勇气，敢于切开代表问题的“伤口”——虽然这种方式可能会吓到初次接触系统排列的旁观者。

有些评论家看见了这些新发展，并引入了一些新的名词。“大师”（Guru）是第一个词。1995年，乌淑拉·努贝尔在《今日心理学》上面的一篇文章里，曾经试图对此加以区分。

> 海灵格从不认为自己是“大师”。与其他治疗领域——尤其是神秘领域——的大师不同，海灵格没有任何成为大师的打算。然而，他无法阻止他的粉丝和追随者把他塑造成大师——因为他们非常需要强力的权威和领导。这就是“海灵格现象”真正令人不安的地方。

四年后，《今日心理学》委托柏林的传教中心写了一篇关于海灵格的文章。文章中把海灵格跟他的工作列为与宗教同一个类别。

从那时起，海灵格和他的工作距离成为媒体上耸人听闻的标题就不远了——《流行的家庭系统排列：解决问题的灵丹妙药还是神神叨叨的骗人把戏？》。

1995年的《今日心理学》上，一封给编辑的信，准确描述了这种情况：

> 我对于“海灵格现象”的看法，可以从他自己的传记中找到。他穿过了整片治疗的森林，却没有被困在某一个特定的方向上，而是在继续寻找究竟什么是真正有用的。对我来说，海灵格已经成为那些极少数人中的一个——他们能够找到自己内在的独立性，并且依赖和信任自己的意见。这种独立性成就了个人力量和真诚，同时深深感动了许多人（很多其他人根本没有这种特质）。
>
> 对于他跟他的成就，有很多种反应方式：（1）将他捧到大师的位置，把他在特定情况之下说的话，当成刻在石头上的律法，把他塑造为牧羊人，把自己视为羊；（2）觉察这些倾向，开始去跟这个“大师”对抗；（3）这是我更喜欢的方式——以尊重的心，接受这个人以及他的理念。同时，让自己被他唤醒，被他影响，测试他的结果，最后发展出自己的意见。

我想引用海灵格在一次工作坊里跟学员的对话，去总结对海灵格的讨论。

海灵格说："一个老师永远不是一个学生，一个学生永远不会成为一个老师，你们知道这是为什么吗？老师看得清楚，所以他不需要去学习。学生一直在学习，所以他看不清楚。"

参加者说："这只是一个笑话。"

海灵格说："傻瓜才这么认为。"

参加者说："你刚才的说法跟很多灵性的思想派别相矛盾。"

海灵格说："那跟我没关系。"

参加者说："我并没有说应该跟你有关系。我是说，这与很多思想派别的理念相矛盾。"

海灵格说："我知道。但当你看到那些学生时，你就会发现他们中的很多人都是老师的耻辱。"

传统的治疗师跟家庭系统排列的治疗师分裂成两个阵营。"伯特·海灵格和系统心理治疗：两个不同的世界"，现实正如西蒙（Simon）跟瑞特（Retzer）评论家庭系统排列的标题一样。到目前为止，关于家庭系列排列这门新兴疗法的分析非常少，科学界跟心理治疗界都需要时间来了解这一前所未有的新事物。所以这也是为什么，很多的圈子对于家庭系统排列几乎没有任何了解。治疗界通常只是通过工作坊或者会议演讲的形式，才接触到家庭系统排列。他们对此的反应经常是含糊地拒绝。

对那些运用着与海灵格的观念很不一样的系统式家庭治疗的人来说，他们最担心的就是其他人把他们的系统工作跟海灵格的工作搞混了。因为人们对海灵格的需求太大，以至于当一般人听到“系统”这个词的时候，就会自然联想到海灵格。这就足以让很多系统式治疗师却步。而那些把海灵格的名字，跟“系统”这个词混为一谈的行为，其实是错误的。

这就是为什么伯特·海灵格的系统心理治疗，通常无法被那些想独占“系统”这个词的人接受。他们甚至想禁止伯特·海灵格使用这个词。但是，任何人都没有理由去独占一个像“系统”这样的词。更重要的是，海灵格从未宣称过“系统治疗”是他独有的品牌。

那么，为什么有一些专业人士也对家庭系统排列持反对意见呢？其中一个反对意见，是针对伯特·海灵格发展出的在亲密关系和家庭中的“秩序”这一概念。这些所谓的秩序，不就只是把保守和过时的世界观重新组合而已？海灵格是否将自己的意识形态夸大成真理了？他的“教义”之所以能够宣扬出去，是不是完全是因为个人魅力的影响以及利用了当事人的软弱？他是否像评论家恩斯特所怀疑的那样，不过只是为那些负担过重的人提供了过时的“圣经式秩序”和“父权结构”？

令我意外的是，这些批评忽略了家庭系统排列最根本的新发现，那就是发现了“识知场”和代表们与它的联结。海灵格——以及每个家庭系统排列导师——会让自己被代表们的反应所引导。家庭系统排列也可以被视为一种调查研究的工具。在排列过程中，代表们会根据体验到的不同的感觉自发地做出反应，这些反应属于那个被代表的人，而这种感觉通常是非常清晰的。原则和秩序其实是一种引导我们的方式，它们本身有很多种不同的变化，也存在例外，而这些都是要考虑的。只有当某些东西满足了系统中的需求，只有当所有参与的人都在关系网中感到被关心和接纳时，我们才能假定良好的秩序已经出现了。家庭系统排列是非常重视每个家庭的独特性的。

在我看来，很多批评者必然存在一个盲点，妨碍了他们去认识“识知场”。而通过代表的感觉，“识知场”是清晰可见的。就是因为批评者本身的盲点，他们才会断言，海灵格单独导演和指挥了整个过程。西蒙跟瑞特把那种看法表达为：“海灵格自己对家庭系统的描绘——他的主观看法——被用作治疗的基础。但是海灵格宣称，他是根据参加者自己的经历和感受排列出他们的家庭。”

只有从来没有亲身体验过家庭系统排列，没有体验过做代表时所受的影响的人，才可能写出这样的评语。这样的看法揭示出一个人的思想中可以带有多少偏见，家庭系统排列中那些全新的现象完全没有引起他们的注意。因此，在我们严肃考虑这些评论前必须要记住，它们是在忽略了一些关键事实的前提下被提出来的。

另外，有些批评者认为，海灵格的工作背后存在保守的意识形态，并因此指控海灵格。“保守”这个词成为对海灵格的控诉。家庭系统排列是关于家庭、联结、罪疚感的。当然海灵格所用的这些古老的语言，的确给人留下了这种印象（请记住他原来是位神父，曾在非洲传教）。

从某种程度来说，批评者可以说家庭系统排列中的秩序跟某些现代、“进步”的意识形态有冲突。比如联结、责任这些概念，打破了一个人的梦想和自由。但关键问题并不在于海灵格在排列里面观察到的秩序是否“保守”，而是在于：这些秩序究竟是否有效？如果答案是肯定的话，那么它们对我们的影响将远远超过我们所能觉察到的，无论我们主观上是否赞同。

海灵格并不是在抽象的理论上发展出他对秩序的看法，而是从家庭系统排列治疗工作的实践中总结出来的。这些原则和秩序并没有事先规定，而是在实战观察中学习、发现到的，任何人都可以在排列中重新发现它们。在排列之中，它们是可以被验证的。已经有很多的治疗师在各式各样的排列中用到它们，且似乎都能找到一个理想的解决方法。

另外，海灵格并没有宣扬过任何“完美”的核心家庭。

根据我自己的观察，那些所谓“完美”的家庭，可能是最有问题的。因为控制着“完美家庭”的“道德”，摧毁了每个人的生活。正是在这种家庭里面，经常出现排斥“害群之马”的现象。有些人在这种家庭里，认为他们自己比其他人更好，拥有更多的权利。这种优越感，实际上是对家庭秩序最严重的侵害。在排列之中，那些破碎家庭的问题反而更加容易解决。

不与家庭联结，阻碍了个人的发展。人生的路本应从这个联结开始。当这个人发现家庭中的秩序，肯定了这些秩序跟联结后，他才能变得自由。然后，这种跟家庭的联结就变成了力量的源泉，而不是一种包袱，同时你也可以更进一步联结更伟大的力量。

批评中有一点是成立的，就是有很多家庭系统导师相信排列是一种万能灵药。例如，为了解决自己的问题，一个女人花了二十年，接受过每一种可能的治疗。当这个问题最终通过家庭系统排列解决时，兴奋跟胜利感在有些心理学圈子里面沸腾。人们开始相信，通过家庭系统排列，任何情绪问题都可以在几分钟之内被疗愈。

到目前为止，家庭系统排列很少谈论遇到的失望和挫折。这部分之所以还没有被认真对待，也是因为系统排列作为一种治疗方式，还处于发展初期。这也是那些没有体验过系统排列的人通常会对此抱有非常怀疑的态度的原因。现在家庭系统排列开始“长大”了，这些题目便值得我们投入更多的注意。家庭系统排列的导师们现在也开始认真对待这个题目：“家庭系统排列很神秘？不要过分夸大”。

当前尚没有关于这个工作的可能性和结果的全面评核，也不知道它的极限在哪里。另一方面，系统排列的确打开了新的大门，让人们能够在短时间内得到非常深的洞见。这可能令很多人震惊，也令另一些人起了防卫和抗拒之心。例如，一个相信精神分析的人，会认为必须要花几年时间才能得到这么深的洞见，他会很自然地不信任系统排列花一个小时得到的结果。

在德国，家庭系统排列导师有如雨后春笋般出现，令心理界的其他同行感到震惊。其他学派的治疗师已经注意到，家庭系统排列在德国的需求是巨大的。另外，家庭系统排列也补充和支持了其他类别的治疗，助其形成更加简洁的治疗。可能我们发现的很多批评源自同行对未来的担忧，也就是担心家庭系统排列会影响到他们的收入和生活——这是人之常情，可以理解。

那么我们应该怎样看待针对系统排列跟导师的相关警告呢？宣称以伯特·海灵格方式进行工作的导师，在学历或者经验上差异都非常大。一方面有受过专业训练、受过正规教育的心理治疗师，例如经验丰富的精神科医生和心理学家；另一方面，有个人教练和无实际经验的业余心理学爱好者。例如，最近有位好心的牧师太太告诉我，她在参加了海灵格一个周末的培训工作坊之后，就在她所属的教会自己带领系统排列个案。

毫无疑问的是，系统排列导师数量的增长非常快。理论上，任何人都可以宣称他们“带领海灵格式的家庭系统排列”，而不会收到警告。所以如果有些未经训练、没有经验的导师，小心翼翼地尝试去做个“小海灵格”似乎也说得过去。

每当出现一种新的治疗方法时，通常的情况是，在经过短暂的适应期后，有些人就会尝试去垄断这种方法，而且会为自己的行为辩护。他们首先会注册这个方法，接下来建立一些机构——最好是成立唯一真正的代表机构，然后提供关于这个方法的培训。刚开始的培训时间比较短，随着时间的推移，培训课程的时间会越来越长。经过学习、测试，最后成功毕业的人，可以拥有使用这种方法的权利——文凭和证书会确保他们拥有相应的资格。

伯特·海灵格对此持有不同看法，他并不当自己是家庭系统排列的“发明者”——但有些人就好像自己是专利所有者一样，一直在替他维护他的权利。海灵格认为，系统排列只是借他的手来到这个世界上，他从不曾完全拥有过它。他的观点是，他发现了一些东西，而任何其他人都有能力看到同样的东西。

对于我来说，把其他人都能看到的真实，放到自己的钱包里，是疯狂的行为。当一些人问我，他们是否可以引用我曾说过和做过的案例时，我会感到痛苦——这样一来就好像我对某些真相或洞见拥有专利权一样。它们是赐给我的礼物，同时也会眷顾所有人。如果有些人看见了并把它们传下去，我没有任何的意见。我曾经得到过灵感并把它们继续传递了下去，当其他人以自己的方式传递这些灵感时，我也会感到喜悦。

伯特·海灵格非比寻常地信任家庭系统排列和参与其中的人。

每个想采用这种方法的治疗师都必须从基础开始，在经历了无数次探寻后最终成为经验丰富的专业人士。一个人不需要完美，而是需要决定何时开始。这条道路会引领你向前越走越远。随着时间流逝，我们会遇到更大的挑战、更严重的问题，就让自己保持着开放的心态面对它们。不久之后，海灵格进一步强调治疗师尤其要知道他自己的极限，这是非常重要的。

当你想做排列个案的时候，应该找谁，谁可以信赖？在众多的系统排列导师里面，有没有"质量保障"这类东西呢？目前来讲，只有一种质量保障，就是口碑。根达·韦伯成立了一个"海灵格系统排列协会"（Systemische Loesungen nach Bert Hellinger–IAG）。这个协会正在寻找一些方法，一方面能让系统排列自由发展，另一方面则为此建立一些安全和可行的框架。

协会会刊《系统排列的实践》第一期发表了宗旨宣言：协会的首要任务是传播及发展现象学式、系统式的方法，将其与家庭系统排列的实践紧密结合。在发展的过程中，要遵守彼此尊重、重视实效、以事实为根据的原则，进一步完善系统排列的相关方法。

他们提出了带领家庭系统排列的先决条件——任何想用这种方法工作的人应该具备基本的心理学或社会工作的教育背景，并拥有跟当事人在排列中一起工作过的相关经验。在他们看来，伯特·海灵格的方法并不是单一的治疗。学习海灵格的方法，最好是通过经验与直接观察。他们进一步相信，想将这种方法用于团体治疗的人，需要经历下列过程：

• 在经验丰富的治疗师（参加过海灵格的工作坊）的带领下，排列过自己的原生家庭和现有家庭。

• 通过排列自己的家庭，得到亲身经验；参加过几次有经验的导师的工作坊，观察其他家庭的个案。

• 要参加一个督导小组，在有经验的导师的指导下，开始自己带领排列个案。

希望排列自己的家庭个案的人，要自己挑选合格的系统排列导师。他应该先调查导师的背景，跟那些曾经与这位导师工作过的人交流，然后再决定这个导师是不是最适合自己。

家庭系统排列参加者的个人体验

关于家庭系统排列的科学研究，目前还在初始的阶段，因此无法提供关于有效性的准确数据。但随着时间流逝，出现了越来越多的口述数据——由当事人在事后亲口讲述他们的故事。

我找了两份比较重要的研究报告。研究者访问了当事人，询问了他们想用系列排列处理什么问题、排列后的效果、他们的满意程度等。我自己也曾经在 1997 年派发问卷，询问当事人家庭排列个案的结果。几乎有一半被访问的人回答的结果跟那两份研究报告的结果一致。

多萝西·里格（Dorothea Rieger）女士向我提供了她和德国弗莱堡（Freiburg）的英格·斯图克曼（Inge Stueckmann）女士共同撰写的研究报告。她们访问了39个曾经参加过4位不同治疗师的家庭系统排列工作坊的当事人。

这篇论文最正面的结果，是对一个问题的答案：您会不会介绍其他人参加家庭系统排列的工作坊？39人中，有37人的答案是肯定的，有2人的答案是“不会”。那些以肯定回答的人给出了以下原因：

> “对我来说最重要的是，这个方法是基于爱和尊重，把我们跟家庭以积极的方式联结起来。系统排列唤醒了我内心的爱并让它重新流动起来。”
>
> “它让我对家庭历史有了非常清晰的了解。”
>
> “虽然我没有全心全意地接受我的排列个案，但我从其他人的个案中学到了很多。同时，系统动力的原则真的深深地感动了我。”
>
> “这是一种非常好的方式，能够在短时间之内呈现隐藏的问题。”

其他问题的答案就比较多样化。虽然大部分被访者会将系统排列介绍给其他人，但是满意程度却不一样。在39个人之中，有31位说他们满意，有6位说他们只是部分满意，1位说他不满意。

这些结果显示，家庭系统排列不会完全满足参加者们的所有期望。在排列自己的个案时，他们的期望会特别高。但是，在个人的排列个案中遗漏的部分经常会在其他人的个案中找到。

参加者们会带着一大堆的问题来到工作坊，有些人可能同时有两三个问题亟待解决。问题的范围很广，从生命问题到具体的关系上的问题都有。下面有一些例子：

> “我害怕没有人爱我。”
>
> “我想去找到自己家庭的真相。”
>
> “我想要拥有一段亲密关系，能够和某人亲近。”
>
> “我希望有更多的平静和自信。”
>
> “我希望弄明白自己为什么经常想脱离这段关系。”
>
> “我想明白为什么大女儿会不开心。”
>
> “我想改善与大儿子的关系。”

当事人会在三个月后收到一份跟踪问卷，询问他们有没有体验到任何改变。反馈表明有 7 个问题完全得到了解决，有 36 个问题有不同程度上的改善，有 15 个问题仍然维持现状，有 1 个问题恶化了。

由此可见，家庭系统排列虽然不能满足所有的愿望，但是总体结果是正面的。这些结果，跟我的经验非常吻合，所以我相信会有更多研究可以对此加以证明。

在吉多·荣格（Guido Junge）写的一篇论文中，提到七位当事人被以开放式、半结构化的访问方式，问到他们对家庭系统排列个案的体验。他们参与排列个案的时间，分别在访问之前的六个月至三年之内。

家庭系列排列个案中发现的解决方法，被所有受访者接受，而且形容说非常有效。每个当事人对家庭的概念，都在某种程度上被改变了，他们在家庭里的位置也改变了，同时他们对家人的态度也改变了。

系统排列带给当事人主要的体验之一，是感觉到自己“解脱了”或者是“释放了”。有些经历了多年治疗的当事人，在体验这个方法之后，认为是对以前的治疗非常有价值的补充。他们的感觉，可以通过以下这些推荐信有所了解。

> “我可以清楚地看到，我跟我妈妈之间的关系真的改变了。现在我可以接受原本的她，我不再需要重点关注她是如何对待我的，我也不再有我必须要去做一些事情的感觉。在过去的三十三或者三十四年里面，我一直有一种感觉，就是我属于其他地方，而我却去不到那里。现在我发现我不再那么想了，这很好。”

> “我不再整天和家人待在一起了。我曾经非常频繁地去探访他们，去年夏天是我第一次没有跟他们一起多待几天。

他们有自己的生活，我也有我的生活。我越让自己过自己的生活，就容易亲近他们。”

“我跟妈妈的关系有了一些根本性的改变。我现在能够做到这两点：爱她，并拒绝她强加给我的一些愿望。而她表现得可以接受。”

“我对兄弟姐妹的情感变得更加强烈，这在我第一次排列个案之后就已经发生了。他们对我很重要。从表面上看，我跟他们没有很多联系，但我注意到他们有多么重要，他们在我的心里面占据了多么大的一部分，有他们在我感觉非常好。”

“儿子的事情变得越来越好。他说我变得更加严厉了，我不认为这是事实，因为我曾经对他优柔寡断。我现在对他的要求更加清晰了，而且因为这样，反而让我跟女儿更加亲近了。”

“排列后，我对丈夫的态度变得更加平和了。我开车回家时想着：现在一切都会好的。我并没有跟他谈过这个排列，然而事情正在发生变化。我仍然坚持离婚，但是我不再对他那样愤怒了。”

“家庭系统排列帮助我为我的家庭问题找到解决方法。排列刚结束的时候，我情绪波动得非常厉害。在我的内心深处，拥有着排列个案终结的时候所找到的家庭的图像，并且我也知道那会是怎样的感觉。从表面看来，我发现自己经常站在观察者的位置。的确，我在观察自己如何跟我的家庭联结。最终，我花了相当长的时间才对自己在家里的位置感到满意。这条路上会充满争吵和危机，但唯有将其暴露出来，我们才能找到解决方法。”

第九章

我自己可以做什么呢?
家庭历史调查

阅读完这本书，不是每位读者都会马上想在家庭系统排列工作坊里面排列自己的家庭。有时候，阅读其他人排列的经验分享，一样非常有启发性，并带来解决方法。伯特·海灵格的个案录像就很能激发人的内心感受。录像的气氛是很有感染力的。

当人们知道了秩序跟家庭联结的时候，好奇心就会出现。突然间，家庭历史不再是奶奶/外婆、姑妈/姨妈讲给我们听的古老的故事。尘封在抽屉里的家庭旧相片突然“重获新生”，我们会用新的眼光去看待它们。

有个工作坊的参加者，在工作坊开始的时候告诉我：“仅仅是回答你在工作坊开始前向我提出的那些问题，就已经是不虚此行了。这是我第一次跟父母认真地聊起家庭的过去。我知道了很多以前父母从未提起过的新东西。”

一个人可以在调查自己的家庭历史中得到一些意外的洞见。为此，我们可以对照下列问题寻找对原生家庭问题的答案：

◎ 你的父母是怎样认识对方的？

◎ 他们当时年纪多大？

◎ 他们结婚的时候年纪多大？

◎ 如果他们当时并没有结婚，或者如果他们后来分开了，原因会是什么？

◎ 妈妈有没有一些重要的前度爱侣、未婚夫或者前夫？

◎ 爸爸有没有一些重要的前度爱侣、未婚妻或者前妻？

◎ 你有多少个兄弟姐妹（包括同父异母或者同母异父的兄弟姐妹）？

◎ 你妈妈有多少个兄弟姐妹？

◎ 你爸爸有多少个兄弟姐妹？

家庭里亲人的早逝通常是造成“纠缠”的最重要的原因之一：

◎ 你有没有早逝的兄弟姐妹（不满 30 岁。死产也包括在内）？

◎ 你的爸爸或妈妈是否在你不满 15 岁时就已经去世？

◎ 你有没有某个兄弟姐妹有“特殊命运”（请参阅后文中“特殊命运”的例子）？

◎ 你的妈妈有没有一些早逝的兄弟姐妹？

◎ 你的爸爸有没有一些早逝的兄弟姐妹？

◎ 你的外公外婆有没有早逝的兄弟姐妹？

◎ 你的爷爷奶奶有没有早逝的兄弟姐妹？

◎ 在你的家庭（家族）里，有没有孩子在 15 岁之前就去世？

◎ 在你的家庭（家族）里，有没有任何女性在分娩时去世，或者因为产后并发症去世，又或者在分娩时受过伤害？

罪行、不公正和罪疚感可能会影响家庭中的几代人：

◎ 是否有家人曾经杀过人（包括误杀）？

◎ 是否有家人曾经涉及性暴力或虐待？

◎ 是否有家人曾经涉及战争罪行？以哪种方式？

◎ 是否有家人曾经骗取财产，或者不公平地继承了一些东西？

家庭中的“特殊命运”往往与被家庭排斥有关，尤其指不幸的命运，或者失去亲生父母或祖国：

◎ 是否有家人曾经自杀？

◎ 是否有家人是罪案的受害者？

◎ 是否有家人有身体或精神上的残缺？

◎ 是否有家人坐过牢？

◎ 是否有家人曾经破产？

◎ 是否有家人是同性恋？

◎ 是否有家人曾经为了某种原因（酗酒、赌博等）被赶出家门？

◎ 是否有家人移民？

◎ 是否有非婚生子女？

◎ 是否有一些孩子被送给养父母或者亲戚？

◎ 是否有人被领养？

◎ 是否有人被驱逐出他的祖国或者逃离他的祖国？

◎ 是否有人的父母来自两个国家？

◎ 是否有其他类别的悲惨命运？

◎ 在妈妈或者爸爸的家里面，是否存在相似的命运？

◎ 在祖父祖母 / 外公外婆的家庭里面，是否存在相似的命运？

◎ 在曾祖父曾祖母 / 曾外公曾外婆的家庭里，是否存在相似的命运？

最后，发掘家庭秘密是很有价值的。有时候，这些秘密会跟某些罪行有关系，也有可能是和令人尴尬的性有关。

◎ 有没有家庭秘密呢？

绘制家庭图谱，可以很好地概述家庭。每个成员的信息都可以标示在名字旁边。

最后，我们可以在想象中以各种不同的方法在脑海里创造一个家庭系统排列。我下面会建议一些步骤，请注意你自己对它们的反应，同时请你严肃对待自己的反应。首先问自己：当我这样做的时候，内心感受到了什么？有没有一些东西触动了我？有没有一些想象的行动令我愤怒？有没有感觉到抗拒？有没有感觉到欣喜？

在想象每一个行动的时候，最好闭上眼睛，留出充足的时间让问题中的人清晰地出现在你的想象之中。然后，请你用平静的、没有情绪的方式，说出以下我建议的话语：

◎ 想象你的妈妈或（和）爸爸，然后跟她 / 他说："我站在你（你们）的对面。"

◎ 想象你对妈妈或（和）爸爸介绍自己，深深地鞠躬，然后对她 / 他说："我尊重你（你们）和你（你们）的命运。"

◎ 想象你对妈妈或（和）爸爸说："我跟你（你们）一样，我做的事情就好像你（你们）做的一样。"

◎ 想象你对妈妈或（和）爸爸说："出于爱，我帮助你（你们）去承担责任。"

◎ 想象你的妈妈和爸爸并肩站着，然后对他们说："你们两个人之间的事和我没有关系。我只是个孩子，我不需要在你们两个之间选择，我同时拥有你们两个。"

◎ 想象你的妈妈或（和）爸爸站在你的背后，抱着你。

◎ 想象你对妈妈或（和）爸爸说："我接受你（你们）曾经给予我的东西，并因此感谢你（你们）。你（你们）给了我很多，这已经足够了。其他的我可以自己去争取。"

◎ 当你想象自己跟家庭深深联结在一起，尤其是跟爸爸、妈妈联结的时候，感受怎么样呢？

◎ 想象一个曾经被家庭排斥的成员，对他说："我跟你一样属于这里。"

◎ 想象你的一个前度伴侣，对他说："谢谢你，为了我在你那里曾经得到的所有。你同样可以保留我给你的那些东西。我为我们关系的破裂负我这部分的责任，而我也让你去为你那部分负责。我会在我的内心给你一个作为我的前度伴侣的位置。”同时，如果有孩子的话，可以说：“通过孩子，我们仍然联结在一起。”

◎ 想象一个所有家里去世的成员都躺在那里的“灵魂世界”。然后你走到他们身边，平静地跟他们一起躺一段时间。当你觉得够了，就站起来，回到现实的世界。

译后记

阅读完此书后，您可能相信或不相信，可能认同或不认同；可能理解了一部分，另一部分还需要消化；可能会疑问、怀疑、批评，也可能受到启发、震撼，觉悟到一些对您重要的东西。无论如何，您都得到了一些关于人生最重要的资料，帮助您进一步了解自己的生命。

本书的目的是普及家庭系统排列。所以，系统排列中一些比较深的概念，并没有涉及太多。如果您想了解更多的话，请阅读海灵格的另外几本著作：《谁在我家》（*Love's Hidden Symmetry*）、《爱的序位》（*Love's Own Truth*）和《这一生为何而来》（*Acknowledging What Is*）。

要深入了解系统排列的精髓，必须掌握两大概念。一是现象学，这是发现系统排列的背后根基，是一门哲学、方法学，也是心态的修炼。二是良知，深入了解它的真正含义，就能理解在不同情况下它所发挥的作用。海灵格对现象学讲得非常少，只在《爱的序位》一书刚开始的两三页有论述，但这个概念却是他工作方法的核心所在。事实上，实际的内涵却远远不止如此，我以后会针对这方面写一些心得跟大家分享。至于良知部分，请参阅《谁在我家》的第一章。但是，如果您是第一次阅读此书，请跳过这章，先阅读第二章和第三章，再回过来阅读第一章，会比较清晰。良知可能是单纯通过文字最难理解的部分，然而在系统排列工作坊现场，通过导师的示范和您自己的体验，可以马上掌握它的真实意义。

海灵格系统排列技巧上的三个发展阶段

海灵格家庭系统排列的手法，大致可以划分为三个阶段：

第一阶段，2000 年以前："爱的秩序"（Order of Love）。

第二阶段，2000 年至 2006 年："心灵的流动"（Movement of Soul）。

第三阶段，2006 年起至今，开始变成"与道同行"（Movement with Spirit-Mind）。

本书是关于"爱的秩序"非常简单扼要的描述。导师在个案中试图恢复家庭中被扰乱的秩序，以此为当事人解决问题。

"心灵的流动"是指导师通常只让一两个代表站出来，也就是对当事人最重要的人，而不是整个家庭系统。几乎纯粹靠代表们的自发性情感和动作，自己找到最适合的疗愈方法。很多时候会出现令人意外的解决方法，包括被排除的人回归、亲子之间的爱重新流动等，不一定是根据已发现的“爱的秩序”的规则所能调整的。

“与道同行”的方法，看上去跟“心灵的流动”没什么区别。欧洲的一些评论是，除了哲学的解释不一样，没有什么新意。我领悟到的有几个重点。首先，海灵格完全同意我用“道”这个翻译，认为表达了他的原意，他进一步解释，“道”（spirit）是一种创生的力量（creative power），推动一切事物发展。在排列过程中，我看见他不再重点去处理以前的纠缠，而是让系统有个新的发展方向，旧的纠缠自然化解。另一方面，“心灵的流动”出现时，往往只是当事人和最重要的代表有反应，而当“与道同行”出现时，整个系统都会有不同的变化。而最重要的是，海灵格将工作重点放在当事人提升自己心灵的境界，能对发生的所有事，都以肯定（yes）、感恩（thanks）、放下控制欲望（please）的态度去面对。

三个阶段相互补充，没有高低之分。在最近我参加的海灵格工作坊中，我看见他最成功的个案是根据现场情况，三者轮流使用。

如何学习系统排列

学习系统排列，除了读书外，还可以观看系统排列的个案 DVD 或录影带。不过最重要的是要参加系统排列工作坊，通过现场观察和体验，才能真正了解。系统排列是一个实验性和体验性的过程，只有参与才能得到真知识。譬如打高尔夫球，您可以把所有有关的书本全研究透彻，但是，如果没有亲自下场挥动球杆击球的话，你根本就不明白打球是怎么回事。

有些人在参加过一次工作坊后，就非常高兴，在没有经过正式训练的情况下马上自己也试着做。我个人非常反对这种做法。电视上播出特技表演或危险画面的时候，都要补上一句话：切勿模仿。因为在这些似乎很容易的表演背后，有很多微妙的技巧、不断的练习和千锤百炼的实战经验。系统排列个案在进行时很容易激发当事人强烈的情绪。没有经过正式训练的人，是不知道如何处理这种情况的，擅自行动反而可能会令当事人或其他参加者受到影响，甚至加深他们的心理创伤。

如果你想成为系统排列导师的话，我有如下建议（也是我的亲身经历）。

（1）参加由有经验的导师带领的系统排列工作坊。

（2）处理自己个人、家庭或其他方面的个案，熟悉作为代表的感觉。

（3）参加正式的培训课程。

（4）熟练模拟个案的处理方法。

（5）跟课程中的同学组成练习小组，在同学的互相照顾下，开始试着带领真实个案。

（6）接受有经验的导师的督导，在导师的指导下，自己处理个案。

（7）参加至少三个以上国际级导师的工作坊，观摩不同风格的排列方法，发展出适合自己的工作风格。（我们建议，想成为导师的人士参加工作坊和培训课程的学时应不低于600个小时——在德国和美国，这相当于学位课程要求的学时。IAG——海灵格系统排列国际协会现在有一套标准，比这严格得多。）

（8）跟其他导师交流工作经验。

（9）必须进修系统排列相关的学问和技巧，以下是一些建议。

• 哲学类：中国哲学——儒、道、释；西方哲学：现象学、存在主义。

• 心理学类：弗洛伊德、荣格、人本（人文）心理学、认知心理学、发展心理学等。

• 心理实用技巧类：辅导技巧、危机干预、教练技术、萨提亚、家庭重塑、心理剧、身心语言程序学、艾瑞克森催眠治疗、完型治疗、创伤治疗、沟通交互分析、能量心理学等。

• 其他理论：系统理论、自我组织理论、混沌学等。能清楚认识牛顿时代跟爱因斯坦时代的世界观；能区分、运用分析思维和系统思维。

• 对于生物形态场理论、量子纠缠现象、镜像神经元、表观遗传学、心理宗谱学等有大致的认识。

• 历史（在中国工作，对现代史和民间文化传统需要有相当的认识，才能掌握影响家庭的重大历史和传统因素）。

如果您想学习组织系统排列，那么也要学习管理学。

（10）必须和世界其他地区的相关人士经常保持联系，了解最新的进展。

以上是一些例子，并不是完整的清单，也不可能全都学懂。但是，这些建议指出了一个方向。根据我个人的经验，还有跟各位导师交换意见后，一般来说，学习系统排列 3 年左右，处理个案可以得到不错的结果。5 年左右，可以比较有把握应付各种不同的情况。当然，这也因人而异。同时，其他地区的经验是，非心理学或辅导专业人员，也可以成为非常出色的系统排列导师。

系统排列的最新发展

2007 年 5 月底到 7 月初，不到一个半月时间，我亲历了系统排列具有历史性意义的改变。5 月 25 日至 28 日，第六届国际系统排列大会举行，来自数十个国家，100 余名世界知名的系统排列导师云集德国科隆，展现他们最新的研究成果。各种不同形式、不同风格，适应不同地区、不同文化差异的系统排列互相激荡，令人大开眼界。

但跟以往不一样，有一位重要人物缺席，就是系统排列的创始人海灵格。

海灵格的个人发展

在开会前几个月，海灵格在他的网站（www.hellinger.com）上宣布，他不会再出席任何地区的系统排列大会。7月初他偕同现任太太玛丽亚·索菲·海灵格（Maria Sophie Hellinger）在奥地利举行了为期一周的系统排列高级艺术培训工作坊，示范他“最新”的系统排列方法——“Movement with Spirit-Mind”（“与道同行”）。在网站上还有另外一些话：“虽然有很多人宣称是我的学生，但到现在为止没有人是我培训出来的，所以现在我提供一个直接向我学习的机会。”而且在该培训中，他正式将自己的学问命名为“Hellinger Science”（海灵格科学），参加过“海灵格科学”工作坊的人，可以获得由他颁发的文凭。这跟他以前的态度是完全不一样的。同时，“海灵格科学”被注册成为一个品牌，有兴趣的人士可以跟他的公司联系，支付加盟费和年费，就可以在自己的所在地成立“海灵格科学院”，颁发“海灵格科学”证书文凭。海灵格正在全世界巡回举行工作坊，推销“海灵格科学”。

系统排列的其他重要发展

2007年5月29日，除了海灵格以外，来自50多个国家的代表，几乎包括了系统排列领域所有的重要人物，召开了“国际系统排列协会”（International Systemic Constellations Association，ISCA）的成立大会。

该协会的前身是IAG——海灵格系统排列国际协会，它是一个由德国系统排列导师们成立的组织，绝大部分的成员都是德国人。第一任主席根达·韦伯是《谁在我家》的编写者之一，组织系统排列的创始人。第二届主席是阿尔布雷希特·马尔，他把系统排列扩展到解决民族冲突和种族清洗后遗症的问题上。第三届主席是海因里希·布劳耶（Heinrich Breuer），他把催眠治疗、一对一辅导和系统排列结合。经过三届主席的努力，通过两年一度举行的系统排列大会，集合全世界的系统排列导师相互交流，系统排列已经抵达了一个新的高度。

IAG的成员认为，虽然德国是系统排列的发源地，过去只有德国人才认识系统排列，但现在系统排列已经推广到世界各地，原来的组织结构已经无法反映世界各地的发展，也不能代表世界。所以他们决定退下来，只作为德国的地区性组织，并把该组织本来的功能移交给更加具有国际代表性的“国际系统排列协会”。

成立大会上，全体成员投票通过海因里希·布劳耶博士担任第一届主席。布劳耶博士认识海灵格多年，海灵格的大部分著作都由他和他的夫人翻译成英文。他也是《谁在我家》英文版的作者之一。布劳耶博士是海灵格的前搭档，他们曾在美国一起处理个案。

成立大会上通过的章程首先肯定了海灵格作为系统排列奠基

人的地位，也肯定了系统排列通过很多人的努力，有了不同的发展。而该组织的使命是推动“系统排列”进一步跟其他不同领域结合，扩大应用范围，继续促进同行之间的交流，同时建议（不是统一）系统排列的培训内容和导师资格的国际标准，向专业化、学术化、普及化等更多方面发展。

可以说，系统排列从此分成两大派别。一派以海灵格夫妇为中心，标榜“海灵格科学”；另一派以 ISCA 国际系统排列协会为中心，容纳不同的风格。

作为中国人，我认为这是件好事：让我们开始有选择了。我们可以站在一个超然的位置，远离争吵；同时观察比较，取长补短，兼收并蓄，然后做出适合自己的选择，或者走出自己的第三条路。

系统排列在世界上的接受程度

根据我们的最新资料，现在世界上系统排列发展得比较快的地方，对这门方法已经展现了极大的认同。尤其是德语地区，包括德国和奥地利，这当然是因为这里是系统排列的发源地。在德国，已经有大学把系统排列列为学位课程之一，并且已经有超过 2000 名系统排列的从业人员。在荷兰，组织系统排列发展得最好。在俄罗斯，家庭系统排列已经正式被承认为心理治疗的方法之一。美国有些机构提供的家庭系统排列工作坊可以得到继续教育学分

(CEU)。中南美洲，系统排列也很流行。日本和中国台湾地区都有机构提供系统排列的长期培训课程。在中国台湾地区，经常有系统排列导师在大学里举行讲座和工作坊。在中国香港地区也有机构提供非定期的系统排列工作坊及培训课程。最近香港大学持续进修学院也邀请了一位德国慕尼黑的大学教授，主持了一次系统排列讲座。在中国大陆，这方面的发展还在初级阶段。

一门新的方法或学问，通常需要很长时间，经历各种尝试、批评、评价，才可能被大众广泛地接受，系统排列在五十年内能被接受成为大学课程，已经很不错了。弗洛伊德的学说，在出现了三十年后仍然是当时主流学派攻击的对象。德国的公众在1993年才通过海灵格的第一本著作《谁在我家》指导家庭系统排列。短短十几年后，家庭系统排列已经传播到这种程度，可以说是破了世界纪录。

之所以能有这样的成果，我相信最重要的因素是系统排列呈现了爱的本质，在人的心灵深处产生了巨大的共鸣。所以我诚心把这门学问推荐给每一个人。

郑立峰

香港系统排列培训中心

2009年4月于香港

图书在版编目（CIP）数据

家在何处：家庭系统排列入门 /（德）波图・乌沙莫著；郑立峰译．-- 北京：北京联合出版公司，2024.8
ISBN 978-7-5596-7583-5

Ⅰ．①家… Ⅱ．①波… ②郑… Ⅲ．①家庭－精神疗法－通俗读物 Ⅳ．① R749.055-49

中国国家版本馆 CIP 数据核字 (2024) 第 078196 号

北京市版权局著作权合同登记　图字：01-2024-2441

家在何处：家庭系统排列入门

作　　者：[德] 波图・乌沙莫
译　　者：郑立峰
出 品 人：赵红仕
责任编辑：孙志文
封面设计：末末美书

北京联合出版公司出版
（北京市西城区德外大街 83 号楼 9 层　100088）
北京联合天畅文化传播公司发行
北京美图印务有限公司印刷　新华书店经销
字数 187 千字　880 毫米 ×1230 毫米　1/32　9.5 印张
2024 年 8 月第 1 版　2024 年 8 月第 1 次印刷
ISBN 978-7-5596-7583-5
定价：58.00 元